Homéopathie
La femme enceinte

Docteur Claudette Rocher

Homéopathie
La femme enceinte

• MARABOUT •

Avertissement : les conseils que vous trouverez dans les pages suivantes ne se substituent en aucun cas à l'avis de votre médecin homéopathe. Ils ne peuvent remplacer une consultation médicale. Il ne faut également jamais interrompre un traitement en cours, ni modifier soi-même les posologies.

SOMMAIRE

INTRODUCTION

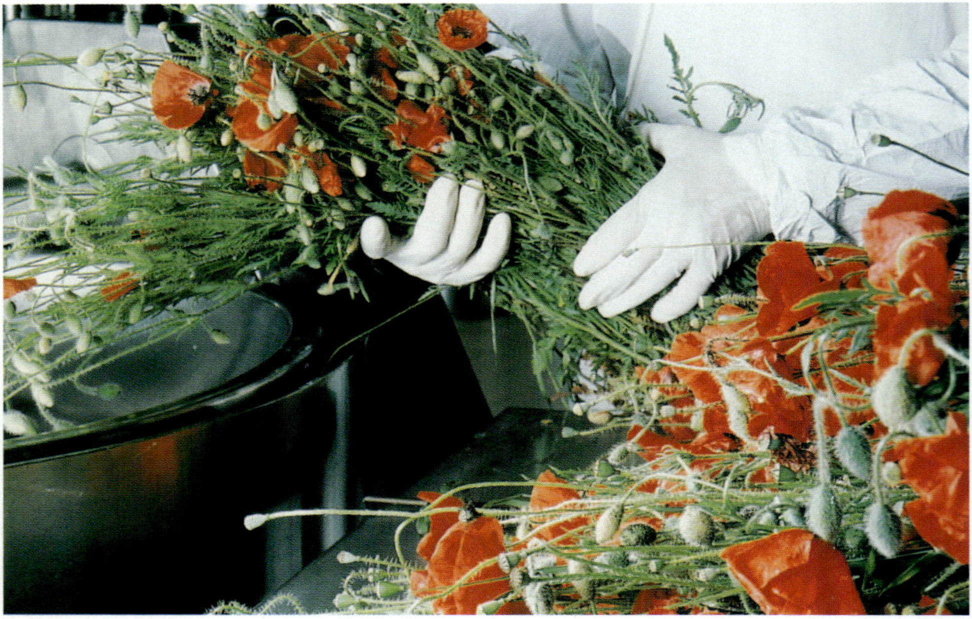

Grâce à une contraception efficace bien suivie, nous avons la chance, aujourd'hui, de considérer la plupart du temps la grossesse comme un grand bonheur et non comme une catastrophe par fatalité et manque de chance. Tout à la joie de cette grossesse attendue, la femme enceinte va être d'autant plus étonnée de ressentir des manifestations désagréables (fatigue, écœurement) ou des troubles plus importants (vomissements, constipation inhabituelle ou accrue).

Bien sûr, la grossesse est un état physiologique et non une maladie ; elle ne nécessite, le plus souvent, qu'une bonne hygiène de vie et un solide bon sens. Mais cet état physiologique peut être émaillé de troubles variés dus à un nouvel équilibre hormonal, circulatoire et physiologique.

Les « signes sympathiques » de grossesse

Tout d'abord, peuvent survenir ce qu'on appelle les signes sympathiques de grossesse (c'est-à-dire d'ordre neurovégétatif) : nausées, vomissements, dyspepsie, tension mammaire, congestion pelvienne, troubles de l'humeur, du sommeil, fatigue. Ces troubles évoquent le plus souvent, mais de façon plus intense, les différents troubles du syndrome prémenstruel, conséquences de l'ajustement d'un équilibre hormonal sur un terrain particulier. Dans le cadre de la grossesse, il s'agit d'une véritable « inondation hormonale » d'origine ovarienne, puis placentaire, destinée à soutenir cette grossesse débutante.

• Les **congestions utérine et pelvienne** entraînent des envies fréquentes d'uriner.

L'utérus, qui est en train de s'arrondir et de grossir, tire sur ses ligaments comme un bateau tire sur ses amarres, ce qui génère des tiraillements du bas-ventre.

• L'**augmentation de la masse sanguine** de la mère, indispensable pour le développement du bébé, entraîne une difficulté de retour veineux vers le cœur, avec risques de stase, lourdeur des membres inférieurs, dilatation capillaire, varices, hémorroïdes. Il faut alors écourter la station debout immobile, marcher plusieurs fois par jour, éviter la chaleur et le soleil.

• La **diminution du tonus musculaire** en cours de grossesse, la modification de la forme, de la courbure et la compression de l'estomac provoquées par l'utérus gravide entraînent brûlures d'estomac, pyrosis, reflux gastro-œsophagien.

• On peut également constater des **anomalies du transit**, avec une constipation parfois opiniâtre.

Cette femme enceinte, et heureuse de l'être, peut présenter des malaises, des crampes, être fatiguée, dormir trop ou pas assez. Elle peut être beaucoup plus sensible à son entourage familial, social, professionnel, se découvrir hargneuse, anxieuse ou voir son anxiété habituelle s'aggraver. Elle peut avoir mal au dos par mauvaise posture du fait du développement abdominal. Elle peut enfin désirer, après un accouchement facile, allaiter son bébé, ce qui génère parfois quelques difficultés.

Enfin, pour des femmes qui autrefois présentaient une contre-indication à une grossesse (diabète, hypertension, par exemple), il peut exister une pathologie plus lourde de la grossesse nécessitant une surveillance accrue.

Quelle médication ?

Dès l'installation de ces troubles, même légers, mais difficiles à assumer dans la vie active ou professionnelle que mènent actuellement les femmes, l'inquiétude s'installe, surtout en lisant certaines notices comprenant des avertissements de cet ordre : « *L'utilisation de ce médicament en cours de grossesse ne doit être envisagé que si nécessaire, sans que toutefois on ait pu mettre en évidence de risque malformatif (pour l'enfant), mais des études complémentaires seraient nécessaires...* »

Bien sûr, cela inquiète une future maman ! Ce qui explique que beaucoup de femmes enceintes, même non-habituées aux traitements homéopathiques, pensent à cette possibilité thérapeutique pendant leur grossesse ou se montrent intéressées lorsque leur médecin leur en parle.

Parfois, la femme est sceptique : « *Je ne crois pas à l'homéopathie, sauf à l'Arnica quand je me fais mal !* » Si l'Arnica est efficace sur les bleus et les courbatures, d'autres médicaments homéopathiques le seront sur d'autres troubles : la constatation en est faite par les médecins et les utilisateurs.

Pourquoi l'homéopathie ?

En tant que médecin gynécologue surveillant des femmes enceintes (et également des femmes non-enceintes), j'ai été attirée par d'autres possibilités thérapeutiques aussi efficaces, voire davantage, **sans effets secondaires connus ni risques de retentissement sur le bébé en cas de grossesse.** L'homéopathie m'a alors paru intéressante et les résultats ont justifié mon choix.

Bien sûr, il serait agréable d'avoir un médecin gynécologue et/ou accoucheur pratiquant l'homéopathie. Ils sont rares à l'heure actuelle, mais le médecin généraliste homéopathe est parfaitement capable de traiter les différents maux d'une femme enceinte.
Le choix du médicament relève à la fois d'une connaissance des troubles (le plus souvent communs aux deux sexes et quel que soit leur âge…) et de celle du médicament homéopathique approprié. C'est ce que je signalais souvent à l'époque de ma consultation homéopathique en service hospitalier aux femmes me consultant… alors qu'elles avaient un médecin généraliste homéopathe tout à fait compétent !

À chaque mal son médicament

Le médecin gynéco-obstétricien assurera en parallèle le suivi technique de la grossesse et le dépistage des risques. **Certains troubles pourront être traités uniquement en homéopathie ; d'autres, en revanche, nécessiteront la compétence du médecin accoucheur avec un traitement allopathique** qui pourra être complété efficacement par un traitement homéopathique qui l'allégera ou le renforcera.
Le praticien doit avant tout être médecin, savoir écouter, questionner, diagnostiquer, choisir le bon médicament homéopathique et savoir aussi passer à d'autres moyens thérapeutiques. Sa priorité ? La santé et la guérison de la mère, sans risque pour l'enfant.
Dans le même esprit, la patiente ne doit pas vouloir se cramponner coûte que coûte à l'homéopathie alors que les troubles continuent ou s'aggravent. **Il faut aussi savoir ne pas continuer l'automédication, mais consulter** et accepter l'avis du médecin dans le choix du médicament.

Cibler les malaises propres à la grossesse

La totalité de la surveillance de la grossesse n'est pas traitée dans cet ouvrage, par exemple le dépistage de la Trisomie 21, les échographies, les pathologies lourdes telles que diabètes ou cardiopathies.
J'ai choisi de vous conseiller pour tous les désagréments qui accompagnent la grossesse et la rendent pénible. Il s'agit le plus souvent de pathologies aiguës ponctuelles et les conseils thérapeutiques sont essentiellement symptomatiques.
Vous trouverez dans cet ouvrage les médicaments les plus couramment utilisés au cours de ma pratique. **Ce livre n'a pas la prétention de remplacer la consultation médicale, il s'agit d'un guide.** Votre médecin homéopathe peut vous prescrire d'autres médicaments choisis avec plus de précision dans un contexte de réactions particulières de votre part.
En effet, la façon de réagir de chacune face à une même pathologie permet souvent de choisir un médicament homéopathique plus « pointu », plus caractéristique de l'individu : il s'agit de la sensibilité particulière de la patiente, de ses tendances à réagir, de ce qu'on appelle son terrain. Par exemple, on ne soignera pas toutes les douleurs circulatoires de la femme, enceinte ou non, de la même façon (voir à ce sujet la rubrique **Varices**).

Médicaments et posologie

Vous trouverez également dans cet ouvrage un rappel des médicaments conseillés. Je n'ai pas jugé utile de dresser la liste de tous les symptômes et toutes les indications correspondant à chaque médicament ; **je m'en suis volontairement tenue aux seules caractéristiques liées aux troubles de la grossesse, de l'accouchement et des suites de couches.** Par exemple, ***Belladonna 9 CH*** n'est pas seulement un médicament d'abcès du sein, mais aussi de certaines angines, d'inflammation, de certains symptômes grippaux ou de maladies infectieuses, de bouffées de chaleur, de spasmes ou convulsions hyperthermiques.

Chaque fois qu'il s'agit d'un tableau aigu (abcès du sein, cystite), j'ai mentionné des prises de 5 granules rapprochées toutes les 1 à 2 heures.

J'ai parfois indiqué « *à espacer suivant amélioration* ». J'entends par là quand les douleurs ou autres troubles sont moins aigus, quand la patiente ressent un soulagement, bien qu'elle ne soit pas complètement rétablie. La prise du médicament homéopathique indiqué peut alors ne se faire qu'au bout de 4 voire 6 heures, puis s'arrêter quand le symptôme a disparu (par exemple pour l'œdème de la vulve : ***Apis mellifica 15 CH*** se prend toutes les 20 minutes pour permettre une diminution rapide de l'œdème, puis toutes les 2 heures pendant que la vulve est encore un peu enflée, la prise de granules s'arrêtant avec la disparition de l'œdème).

Il faut avant tout savoir apprécier l'efficacité du médicament homéopathique choisi et ne pas vouloir s'acharner. **L'absence de résultat signifie que votre médicament homéopathique a été mal choisi** – il est souvent difficile de savoir reconnaître les caractéristiques de ses propres symptômes car on a l'impression de tous les avoir ! Il est nécessaire alors, pour le bien de la patiente, de passer à un autre traitement qui vous sera conseillé par votre médecin homéopathe ou gynéco-obstétricien. J'ai d'ailleurs pris soin de vous le conseiller chaque fois que je l'ai jugé nécessaire.

Je pense et j'espère que, dans ces conditions, les conseils donnés vous apporteront de bons résultats, que cela vous aidera à vivre une grossesse, un accouchement et ses suites de façon heureuse et que cela vous donnera envie par la suite de continuer à vous soigner, ainsi que votre famille, par homéopathie.

Dr Claudette Rocher

N.B. : le symbole ⚠ accompagnera les maladies ou les circonstances pour lesquelles un avis médical et un suivi médical sont indispendables.

L'HOMÉOPATHIE EN BREF

Il était une fois l'homéopathie…

Christian Samuel HAHNEMANN – né en Saxe (actuelle Allemagne) en 1755 – est considéré non seulement comme le fondateur de l'homéopathie, mais aussi comme l'un des véritables pères de la « pharmacologie scientifique contemporaine », c'est-à-dire l'étude expérimentale des médicaments.

Docteur en médecine en 1779, il soigne tout d'abord avec les remèdes de son temps. Mais, très rapidement, il prend conscience de leur manque d'efficacité et, surtout, de leur toxicité. Ne supportant pas cette impuissance face au malade, il cesse alors momentanément son activité de médecin pour se consacrer à l'élaboration de nouveaux médicaments à partir de nouvelles bases pharmacologiques. Il en vient à expérimenter tant la **similitude** que les **hautes dilutions infinitésimales** (voir encadré).

Fort de nombreuses expérimentations sur des sujets sains volontaires, puis auprès de malades, il publie les résultats de ses travaux de 1796 jusqu'à sa mort, qui survient à Paris en 1843. Il est ainsi le premier à formaliser la fabrication du médicament homéopathique et les domaines de sa prescription.

Les médicaments homéopathiques sont les premiers à avoir été mis au point scientifiquement, c'est-à-dire à la suite d'une expérimentation. Cette expérimentation est à la fois pharmacologique (étude d'une substance sur des sujets sains) et clinique (étude de la même substance sur des sujets malades). À l'époque de Hahnemann, en effet, on ne connaissait et on n'utilisait les médicaments que par réputation.

Similitude et dilutions infinitésimales

Toute substance capable à dose pondérable de provoquer des symptômes chez un sujet sain peut, à dose faible ou infinitésimale, faire disparaître les mêmes symptômes lorsqu'ils sont présents chez un malade.

L'HOMÉOPATHIE AUJOURD'HUI

- L'homéopathie est présente dans plus de 80 pays.
- Près de 36 % des Français, en 2002, ont recours à des médicaments homéopathiques. 31 % y sont favorables et attendent le conseil de leur médecin ou de leur pharmacien pour se soigner par homéopathie. (Sources : IPSOS - avril 2002.)
- Le nombre de patients qui se soignent par homéopathie a doublé au cours des quinze dernières années.
- En France, plus de 30 000 médecins généralistes libéraux sont prescripteurs de médicaments homéopathiques, soit près d'un médecin libéral sur trois.

La fabrication du médicament homéopathique

DES LABORATOIRES SPÉCIALISÉS

Hahnemann élaborait lui-même les médicaments qu'il administrait à ses patients. Ses successeurs firent de même pendant des décennies. Comme les utilisateurs de médicaments homéopathiques furent de plus en plus nombreux, il fallut préparer de plus en plus de médicaments. C'est pour faire face à cette demande et pour être certains d'avoir des médicaments fabriqués avec le maximum de rigueur que les médecins prescripteurs initièrent eux-mêmes la création des laboratoires homéopathiques au début du XXe siècle.

Aujourd'hui, la distribution des médicaments homéopathiques est assurée par les pharmaciens et leur préparation est du ressort des laboratoires, qui associent respect de la tradition hahnemannienne et innovations technologiques.

Pour cela, une équipe pluridisciplinaire, composée de pharmaciens, de vétérinaires, de chimistes, de botanistes et de techniciens, assure au sein du laboratoire un suivi et un contrôle permanent de toutes les étapes de la fabrication des médicaments.

La fabrication des médicaments suit un schéma très rigoureux

- Souches
- Dilutions
- Imprégnation
- Conditionnement

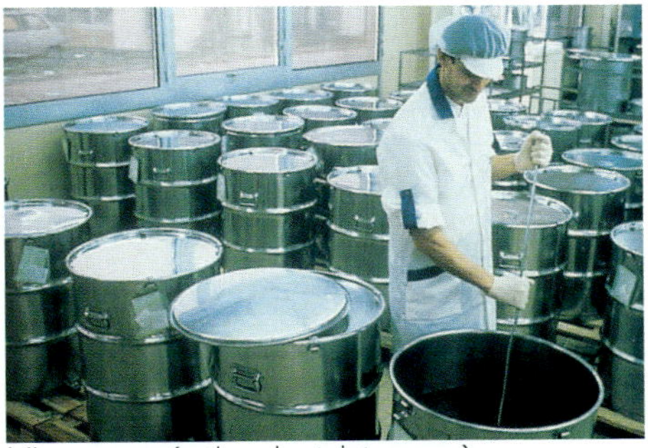

Mise en macération des teintures mères.

LES MATIÈRES PREMIÈRES : LES SOUCHES

L'homéopathie utilise plus de 3 000 substances (souches) différentes issues du monde végétal, animal, minéral ou chimique.

- L'approvisionnement des plantes est cadencé par le rythme naturel des saisons.
- Chaque plante est identifiée sous sa dénomination internationale (nom latin), après avoir satisfait à tous les tests scientifiques de reconnaissance.
- Les plantes, dans leur immense majorité, sont utilisées fraîches après avoir été récoltées à l'état sauvage dans leur environnement naturel ; les conditions de prélèvement respectent l'équilibre naturel de la flore et de la faune.
- Tous les prélèvements sur des animaux sont effectués par des vétérinaires. Les laboratoires s'approvisionnent auprès de sociétés spécialisées qui garantissent la qualité et l'origine des souches. À la fin du contrôle, chaque souche animale est lyophilisée.

PRÉPARATION POUR LA DILUTION

Si elle est soluble dans l'eau ou dans l'alcool, la souche est mise à macérer (plusieurs jours s'il s'agit d'une souche d'origine végétale) dans un mélange eau/alcool ; les proportions de chacun des composants de la préparation sont parfaitement définies par les Pharmacopées française et européenne. Cette macération est ensuite filtrée : on obtient ainsi une **Teinture Mère** (TM).

Si elle n'est pas soluble (cas de certaines souches minérales, chimiques ou animales), la souche est alors broyée dans du lactose. Le produit obtenu s'appelle une **trituration** ; après plusieurs déconcentrations successives (toujours dans des conditions bien définies), il devient soluble dans un mélange d'eau et d'alcool.

LA DILUTION (voir schéma p. 17)

La dilution homéopathique est l'une des clés de la qualité du médicament homéopathique. Elle consiste en une série de déconcentrations successives d'une Teinture Mère (ou d'une trituration) dans des conditions très précises. Dès que le produit à diluer est soluble, chaque opération de **déconcentration** est effectuée dans un milieu liquide ; le mélange subit une agitation standardisée appelée « dynamisation », spécifique à la fabrication homéopathique. Deux méthodes de déconcentration sont utilisées.

La dilution hahnemannienne (CH)

Il s'agit de la méthode la plus couramment utilisée, dont le principe est le suivant :

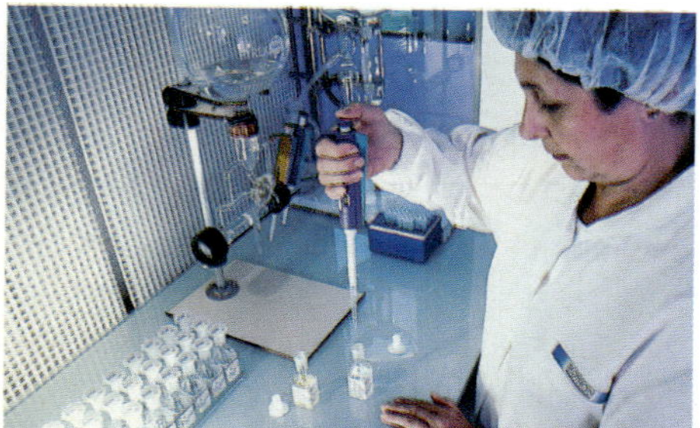

La dilution est préparée sous enceinte à flux d'air laminaire.

• On mélange une partie de la première dilution liquide à 99 parties d'alcool, puis on agite vivement, on « dynamise ». Si l'on part d'une Teinture Mère, on obtient ainsi la première dilution centésimale hahnemannienne ou 1 CH.

• On mélange ensuite une partie de cette dilution 1 CH à 99 parties d'alcool dans un flacon neuf. On « dynamise » et on obtient la deuxième dilution centésimale hahnemannienne ou 2 CH.

• Et ainsi de suite pour chaque nouvelle dilution jusqu'à 30 CH, hauteur de dilution maximale autorisée en France.

Ces dilutions peuvent alors être incorporées à un support neutre, des granules par exemple. Les dilutions les plus prescrites sont 4 CH, 5 CH, 7 CH, 9 CH, 15 CH, 30 CH.

On a coutume de parler de dilutions basses, moyennes et hautes. Les dilutions correspondant à ces paliers ont varié au cours du temps ; actuellement, on entend :

- basses dilutions : 4 CH et 5 CH ;
- dilutions moyennes : 7 CH et 9 CH ;
- hautes dilutions : 15 CH et 30 CH.

Les dilutions korsakoviennes (K)

Les déconcentrations successives sont réalisées dans un même et unique flacon. En vidant par aspiration ce flacon préalablement rempli de Teinture Mère, il reste 1 % de la quantité initiale sur les parois du flacon. On remplit le flacon de solvant (ce qui correspond à ajouter 99 %) et on « dynamise » ; on obtient ainsi la première dilution korsakovienne ou 1 K.

L'opération (vidage, remplissage, succussion) est répétée jusqu'à l'obtention de la hauteur de dilution recherchée.

L'IMPRÉGNATION

L'étape de l'imprégnation consiste à incorporer la dilution homéopathique liquide souhaitée dans un support neutre. Ce support neutre est généralement un granule ou un globule. Cette étape doit permettre une imprégnation homogène jusqu'au cœur du granule.

LE CONDITIONNEMENT

Le médicament homéopathique est ensuite conditionné pour s'adapter à la prescription médicale : les tubes de granules et les doses de globules sont les formes pharmaceutiques les plus couramment utilisées en homéopathie.
Le tube, incassable et neutre, assure une parfaite protection du médicament.
Les autres formes pharmaceutiques habituelles (gouttes buvables, comprimés, pommades, ampoules, collyres, etc.) existent également pour les médicaments homéopathiques, même si elles sont moins courantes.

LE CONTRÔLE

La préparation des médicaments homéopathiques est soumise à des règles très strictes et à des contraintes techniques complexes qui garantissent la fiabilité et la reproductibilité optimales. Le laboratoire de contrôle assure un suivi et un contrôle permanent de toutes les étapes de la fabrication. Il s'appuie sur les équipements et les appareillages d'analyse de pointe.

Recherche et homéopathie

LA RECHERCHE FONDAMENTALE POUR COMPRENDRE.

La recherche fondamentale en homéopathie a pour but d'identifier les lois physiques ou biologiques qui entrent en jeu dans l'action des hautes dilutions. Ces travaux ont ainsi démontré l'existence d'une pharmacologie spécifique pour les dilutions homéopathiques.
Les chercheurs s'emploient aujourd'hui à amplifier ces résultats, à les faire connaître et à toujours mieux étudier le mécanisme de l'activité des hautes dilutions.

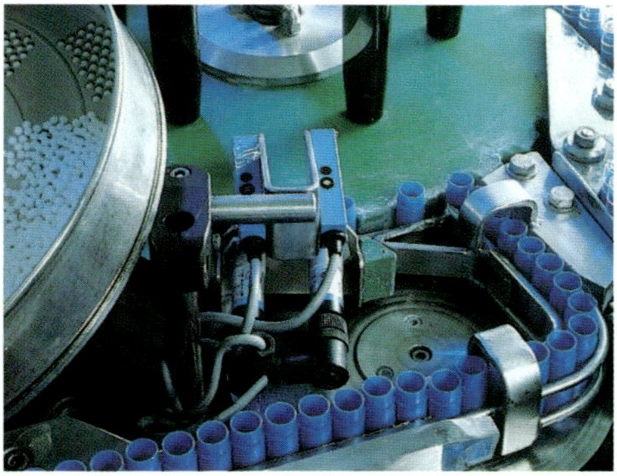

Conditionnement de tubes de granules.

LA RECHERCHE CLINIQUE POUR PROUVER L'EFFICACITÉ

La recherche clinique a pour objectif de confirmer scientifiquement l'efficacité thérapeutique des médicaments homéopathiques. À ce titre, plus de cent essais cliniques ont été publiés, auxquels s'ajoutent les thèses soutenues en médecine humaine, en médecine vétérinaire ainsi qu'en pharmacologie. Ces travaux ont livré des conclusions positives sur l'efficacité de médicaments homéopathiques dans l'allergie, l'asthme, les diarrhées aiguës ou encore le sevrage des traitements par anxiolytiques.
Il est vrai que nous avons encore beaucoup à apprendre sur l'homéopathie et c'est à cette tâche que s'attèlent plusieurs équipes de recherche dans le monde entier (Europe, USA, Canada, Mexique, Brésil, Inde, Russie, Israël...).

RÉPONSE À TOUT

• *Que signifie le mot « homéopathie » ?*

« Homéopathie » est composé à partir de deux mots grecs : homoios (« semblable ») et pathos (« maladie »). Les médicaments homéopathiques soignent donc par ce qui est « semblable à la maladie ».

• *Qu'est-ce qu'un médicament homéopathique ?*

C'est un médicament préparé selon une technique particulière à partir d'une substance de base dont l'origine est végétale, animale, minérale ou chimique.

• *Pourquoi les noms des médicaments homéopathiques sont-ils en latin ?*

Il existe plus de 3 000 substances de base (souches) pour l'usage homéopathique. Les souches végétales (exemple : ***Arnica montana***) et animales (exemple : ***Apis mellifica***) sont définies par leur dénomination scientifique internationale qui est exprimée en latin. Par extension, on utilise une appellation latine pour les autres souches dont la composition ou la préparation obéit à des règles strictes. Ainsi, les médecins du monde entier peuvent identifier avec précision les médicaments dont ils parlent.

• *Comment se présentent les médicaments homéopathiques ?*

Ils se présentent le plus souvent sous forme de tubes de granules ou de doses de globules.

Les granules et les globules sont fabriqués avec 85 % de saccharose (sucre de canne) et 15 % de lactose (sucre de lait). Une dose de globules contient 1 gramme de sucre et un tube de 80 granules en contient 4 grammes. Par comparaison, un morceau de sucre contient 5 grammes de sucre.

Le contenu d'une dose (200 globules environ) est à prendre entièrement, en une seule fois ; une prise de granules se compose, en général, de 5 granules.

• *Que signifie CH ?*

CH est l'abréviation de Centésimale Hahnemannienne. Il indique que le médicament a été préparé selon le procédé de fabrication des dilutions inventé par le docteur Christian Samuel Hahnemann. Le nombre (un ou deux chiffres) qui précède les lettres CH indique le nombre de dilutions subies par la souche.

Le respect de la dilution prescrite par votre médecin est fondamental.

• *Quel est le champ d'action de l'homéopathie ?*

Le champ d'action de l'homéopathie est vaste et votre médecin en connaît parfaitement les possibilités et les limites.

L'homéopathie couvre notamment la plupart des pathologies courantes : grippe, troubles O.R.L. à répétition, troubles digestifs, stress, insomnies, etc.

Il existe cependant un certain nombre de maladies que les médicaments homéopathiques ne soignent pas. C'est notamment le cas des maladies évolutives graves (cancers, leucémies, maladies sexuellement transmissibles, etc.) et celui des

maladies nécessitant une intervention chirurgicale.
Les médicaments homéopathiques sont aussi parfois prescrits en complément d'autres traitements.

• Qui est le médecin homéopathe ?
Le médecin homéopathe est un médecin qui a complété sa formation en étudiant les techniques de prescription des médicaments homéopathiques. Il choisit le traitement (allopathique et/ou homéopathique) le mieux adapté au cas du malade.

• L'automédication peut-elle suffire ?
Dans certains cas, l'automédication suffira à soigner une maladie aiguë car le médicament homéopathique peut apporter une solution fiable, rapide et adaptée à la circonstance.
Mais, si aucune amélioration n'est visible rapidement, il est alors impératif de consulter un médecin afin d'obtenir un diagnostic précis et d'établir un traitement adapté.

• Pourquoi n'y a-t-il pas de notice ? Pourquoi n'y a-t-il ni posologie ni indication ?
L'homéopathie est une thérapeutique individualisée : deux personnes peuvent recevoir un traitement différent pour une même maladie, selon les symptômes qui prédominent chez l'un ou chez l'autre. Par ailleurs, un même médicament peut traiter différentes affections. Il n'est donc pas possible de mettre une indication et une posologie précises par médicament. Demandez conseil à votre médecin ou à votre pharmacien.

• Les médicaments homéopathiques sont-ils remboursables ?
La plupart (1 163) le sont dans les mêmes conditions que les autres médicaments. Ils bénéficient en France d'un statut officiel depuis 1965, date à laquelle il ont été inscrits à la Pharmacopée Française.

• Les traitements homéopathiques et allopathiques sont-ils compatibles ?
Il n'y a généralement pas de contre-indication concernant la prise simultanée de médicaments allopathiques et homéopathiques. En cas de doute, votre médecin et votre pharmacien sont là pour vous conseiller.
Même si l'homéopathie est capable de soigner seule de nombreuses affections, votre médecin pourra être amené, le cas échéant, à prescrire d'autres médicaments que des médicaments homéopathiques. Ces différents médicaments peuvent être complémentaires.

• Quand prendre le(s) médicament(s) homéopathique(s) ?
Respectez les indications portées sur l'ordonnance ou dans cet ouvrage.
D'une façon générale, les médicaments homéopathiques se prennent en dehors des repas. De même, café, tabac, alcool, menthe sont déconseillés au moment de la prise d'un médicament homéopathique.

• Les médicaments homéopathiques agissent-ils rapidement ?
Oui, lorsqu'ils sont employés dans les maladies aiguës.
Dans le cas des pathologies chroniques, où il s'agit de modifier le terrain d'un malade, le délai de réponse sera évidemment plus long.

• Les femmes enceintes peuvent-elles être soignées par homéopathie ?

Du fait de leur déconcentration, les médicaments homéopathiques n'ont ni toxicité chimique, ni contre-indication, ni interaction médicamenteuse, ni effet indésirable lié à la quantité de produit ingéré. Ils peuvent donc être administrés aux femmes enceintes, aux nourrissons, aux enfants, aux adultes et aux personnes âgées.

Cependant, les Teintures Mères sont alcoolisées (voir : **Préparation pour la dilution,** p. 11). Il en est de même de toutes les gouttes buvables préparées en solution alcoolique. Ainsi, 100 gouttes de Teinture Mère à 65 % contiennent 1,026 gramme d'alcool pur (un verre de vin à 12 degrés en contient 9,5 grammes).

Il est donc recommandé de demander conseil à votre médecin ou à votre pharmacien.

• J'ai une vie active. L'homéopathie est-elle faite pour moi ?

L'homéopathie est, par excellence, la médecine des personnes en activité : efficace et rapide dans son action, sans effet indésirable. Elle permet de se soigner avec le minimum de contraintes.

• Peut-on associer les oligoéléments au traitement homéopathique ?

Bien souvent, les médecins associent aux traitements homéopathiques des oligoéléments (cuivre-or-argent, manganèse-cuivre, etc.). Ils présentent, dans bien des cas, une très bonne complémentarité.

• Et les compléments alimentaires ?

Des travaux scientifiques récents ont mis en évidence le rôle essentiel des micronutriments (vitamines, minéraux, acides gras, etc.) dans la nutrition des cellules pour optimiser la forme et la santé.

C'est ainsi qu'est née la nutrithérapie, thérapeutique originale en plein développement, qui propose une supplémentation adaptée en micronutriments pour tous les moments de la vie.

Votre médecin pourra, s'il le juge nécessaire, associer des compléments alimentaires à votre traitement homéopathique.

• Et les animaux, peut-on les soigner par homéopathie ?

Dès le début du XIXe siècle, le Dr Lux, vétérinaire, administrait des médicaments homéopathiques à des chevaux ou des bovins.

Utilisée depuis plus de 150 ans, l'homéopathie vétérinaire permet de soigner les animaux de façon efficace sans contre-indication ou effet toxique. Elle est aujourd'hui prescrite par plus de 400 vétérinaires en France.

Contacts

Comment trouver un médecin prescripteur de médicaments homéopathiques ?

• En consultant l'annuaire téléphonique http://www.pagesjaunes.fr ou par minitel 3611, rubrique médecine générale, orientation homéopathie.

• En interrogeant votre pharmacien.

• En vous adressant au Syndicat national des médecins homéopathes français :
SNMHF, 79, rue de Toqueville
75017 Paris
Tél. 01 40 54 00 15
e-mail : snmhf@club-internet.fr

La fabrication d'un médicament homéopathique

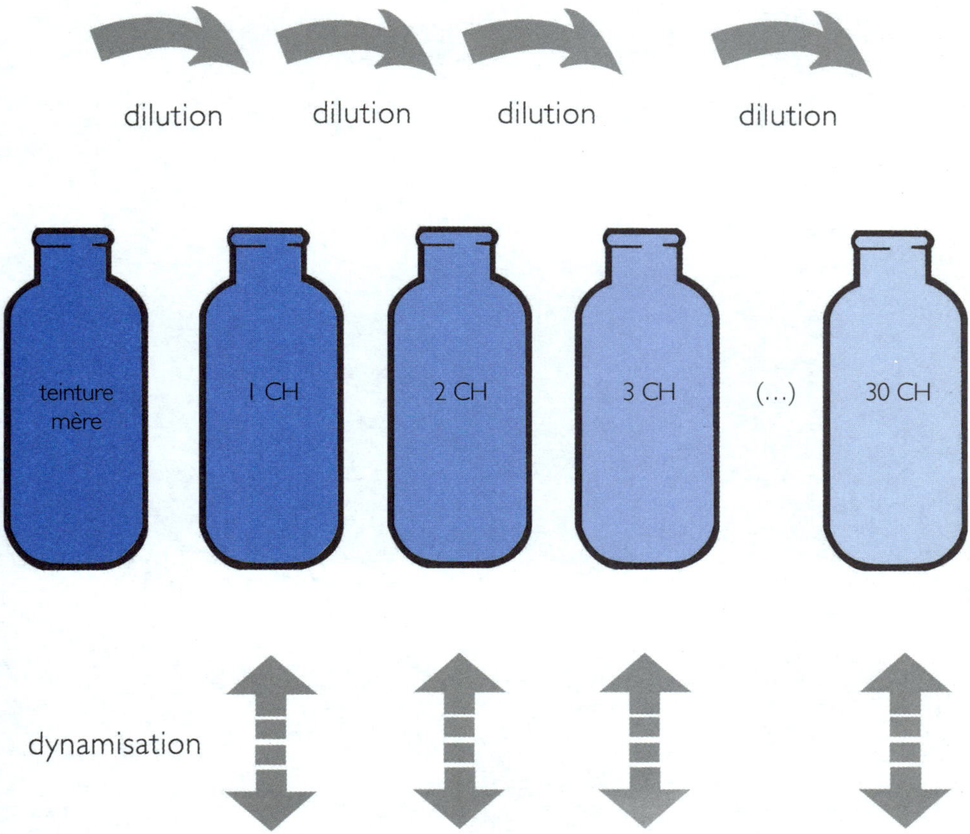

• A • B • C •

ABCÈS DU SEIN ⚠

Il s'agit d'une infection localisée du sein qui ne peut pas évoluer spontanément vers la guérison. La consultation est donc indispensable.
En attendant, commencer l'un des traitements suivants.

Si la peau du sein est rosée avec un œdème localisé et une sensation « brûlante-piquante », prendre :
Apis mellifica 9 CH, 5 granules 6 fois par jour.

S'il existe une tuméfaction, une zone indurée, rouge, chaude avec sensation de battements, éventuellement avec clochers de fièvre, prendre :
Belladonna 9 CH, 5 granules toutes les heures, puis espacer selon l'amélioration (moins de 12 heures). Il faut alors tirer le lait et le jeter.

Si le reste du sein est induré (en plus de la tuméfaction), prendre en alternance :
Belladonna 9 CH et
Bryonia alba 9 CH, 5 granules de chaque toutes les heures, en espaçant les prises selon l'amélioration.

Si tout le sein est induré, dur « comme de la pierre » sans tuméfaction rouge : voir **Engorgement du sein.**
Il peut y avoir une **lymphangite** associée (voir ce mot).

ACCOUCHEMENT (aide à l')

Les médicaments homéopathiques ont pour effet d'améliorer l'efficacité des contractions et de dissiper les appréhensions de la future maman. Dès la constatation du début du travail (dilatation du col permettant l'accouchement lorsqu'elle est complète), prendre 5 granules du médicament contre l'**anxiété** (voir ce mot) correspondant à vos symptômes habituels et répéter cette prise aussi souvent que vous en éprouvez le besoin.

En l'absence de ces symptômes caractéristiques, prendre dès la constatation du début du travail et chaque fois que vous en éprouvez le besoin pendant toute la durée de la dilatation :
Ignatia amara 9 CH, 5 granules, pour son action antispasmodique et anxiolytique.

Voir les médicaments d'aide à l'accouchement dans **Dilatation du col** et **Délivrance** (expulsion du placenta).

ACCOUCHEMENT PAR LES REINS

Voir **Dilatation du col.**

ACCOUCHEMENT PROVOQUÉ

Pour des raisons personnelles ou médicales. Bien sûr, il s'agit d'un protocole thérapeutique allopathique, mais l'acupuncture et les médicaments d'**anxiété** (voir ce mot) peuvent apporter une aide.

Dès les premières contractions utérines, prendre :
Caulophyllum 5 CH, 5 granules toutes les 15 minutes.

ACIDITÉ GASTRIQUE

Voir **Brûlures gastro-œsophagiennes.**

ACIDUM PHOSPHORICUM COMPOSÉ

Origine

Complexe de différentes souches homéopathiques à action sthénique.

Indication

• Surmenage physique et intellectuel.

ACNÉ

Il s'agit d'une hypersécrétion des glandes sébacées (au niveau de la peau), avec prolifération bactérienne plus ou moins importante, et formation d'un bouton plus ou moins inflammatoire. Elle peut apparaître chez la femme enceinte à la suite d'une modification de l'équilibre hormonal et des récepteurs périphériques (la peau, en l'occurrence).

Consulter votre médecin homéopathe pour qu'il vous prescrive le médicament de terrain. En cours de grossesse, il s'agit souvent de ***Sepia officinalis*** ou ***Natrum muriaticum.***

En attendant, prendre :
Sulfur iodatum 9 CH, 5 granules par jour jusqu'à amélioration.

Si les boutons sont infectés, ajouter jusqu'à amélioration :
Kalium bromatum 9 CH, 5 granules par jour, et
Hepar sulfur 15 CH, 1 dose le dimanche.

Plus rarement, s'il s'agit de simples boutons sensibles avec une tête blanche, ajouter plutôt :
Eugenia jambosa 5 CH, 5 granules par jour jusqu'à amélioration.

ACONITUM NAPELLUS

Origine

L'aconit.

Symptômes caractéristiques

• Angoisse profonde avec agitation, peur de la mort.
• Névralgies intenses.
• Fièvre brutale très élevée, rougeur du visage sans sueur.

ACUPUNCTURE

C'est une partie de la médecine chinoise utilisant des aiguilles pour traiter différents symptômes. Comme l'homéopathie, elle fait appel aux possibilités réactionnelles du patient. C'est une technique de régulation, de rééquilibrage des différentes énergies permettant au corps d'être en bonne santé. On y aura recours pour préparer l'accouchement, durant la dernière quinzaine de la grossesse, ainsi que pour déclencher celui-ci. Une séance le plus tôt possible après l'accouchement permettra de remonter l'état général et d'aider à contrer la chute des cheveux.

Indications chez la femme enceinte

• Angoisses, anxiété, nausées
• Fatigue, en équilibrant le tonus
• Régulation d'appétit chez une boulimique anxieuse
• Toutes douleurs musculotendineuses (sciatiques, lombalgies, pubalgies avant et après accouchement)
• Tabagie (aide à la suppression du tabac).

Par ailleurs, l'acupuncture apporte une aide pour certains cas de stérilité dus à un dysfonctionnement hormonal, accompagné ou non de troubles anxieux.

• Symptômes survenant souvent après un coup de froid vif, une brusque chaleur ou une peur subite.

Indications

• Anxiété, angoisse avec peur de la mort, palpitations, vertiges dans la foule.

ACTÆA RACEMOSA

Origine

L'actée à grappes. Cette plante contient une substance « estrogène-like », d'utilisation homéopathique (et phytothérapique) dans les troubles endocriniens de la femme.

Symptômes caractéristiques

• Douleurs des seins avant les règles.

• Douleurs des règles proportionnelles à leur quantité.

• Contracture douloureuse des muscles de la nuque.

• Hyperexcitabilité en relation avec le climat hormonal.

Indications

• Anxiété avec hyperexcitation et perte du self-control.

• Aide à l'accouchement.

AÉROPHAGIE

Phénomène nerveux avec déglutition d'air provoquant distension gastrique et renvois.

Prendre jusqu'à amélioration :

***Nux moschata* 5 CH,** 5 granules avant les repas, s'il y a aussi hypersomnie dès le matin.

***Nux vomica* 5 CH,** 5 granules avant les repas, chez une grosse mangeuse irritable avec besoin de petite sieste après les repas.

***Asa fœtida* 15 CH,** 5 granules le matin, chez une femme nerveuse avec impression de boule remontant dans l'œsophage.

***Argentum nitricum* 15 CH,** 5 granules 1 à 3 fois par jour en cas d'agitation, de précipitation avec volubilité, de crainte d'être en retard et de désir de tout finir avant même d'avoir commencé.

***Kalium carbonicum* 9 CH,** 5 granules avant les repas, lorsque la distension abdominale est importante même en mangeant peu, avec fatigue, dorsalgies, spasmes digestifs améliorés en se penchant en avant.

ÆSCULUS COMPOSÉ

Origine

Complexe de différentes souches homéopathiques à action vasculoprotectrice.

Indication

• Crises d'hémorroïdes.

ALBUMINURIE (albumine dans les urines) ⚠

La présence d'albumine dans les urines, à surveiller régulièrement, signale une anomalie. Parlez-en à votre médecin (voir **Examens d'urines**).

Il faut éviter le froid humide, les causes de fatigue, notamment le surmenage, et être particulièrement attentive s'il y a des troubles urinaires (brûlures, mictions plus fréquentes), une fatigue inhabituelle, de la fièvre.

S'il y a association d'œdèmes, prise de poids anormale et augmentation de la tension artérielle, penser à la **toxémie gravidique** (voir ce mot).

ALCOOL

À proscrire dès l'annonce de la grossesse, et même dès la décision d'une grossesse ! Méfiez-vous des conseils « amicaux » : « *une petite goutte ne peut pas faire de mal, et puis c'est ton anniversaire !* ».

ALLAITEMENT

La plupart des médicaments classiques sont déconseillés en cours d'allaitement. Le traitement homéopathique présente, lui, l'intérêt d'être sans risque pour l'enfant.

Pendant toute la durée de l'allaitement, boire abondamment et prendre à titre systématique, pour éviter la fatigue :

***China rubra* 9 CH,** 5 granules matin et soir.

S'il y a absence de laitages dans l'alimentation, ajouter :
***Ostéocynésine* ®,** 3 comprimés par jour, ou
***Calcarea composé* 5 CH,** 5 granules 2 fois par jour, ou encore
***Rexorubia* ®,** 1 cuillère à café 3 fois par jour.

En cas de fatigue malgré tout, prendre en plus :
***Silicea* 15 CH,** 1 dose le dimanche.

Veillez à bien vous installer, dans un fauteuil, les pieds surélevés (tabouret), un coussin sous le bras, pour favoriser la tétée du bébé et vous éviter des douleurs musculaires.

En cas de douleurs du sein pendant la tétée, bien placer la bouche du bébé autour de l'aréole et prendre :
***Phellandrium* 9 CH,** 5 granules 10 minutes avant la mise au sein.

ALIMENTATION

Choisissez l'alimentation la plus naturelle et équilibrée possible et respectez ces quelques consignes :

- On ne mange pas pour deux (c'est la mère qui grossit…) mais on ne saute pas de repas, on les fractionne en cas de nausées. Pas de grignotage entre les repas : en cas de fringale, croquez une pomme ou une carotte crue.
- Supprimez les alcools, diminuez la consommation de thé ou de café (1 à 2 fois par jour). Augmentez la quantité d'eau (non gazeuse) à boire.
- Privilégiez le lait, les laitages et les fromages à pâtes cuites. Si vous n'en mangez pas, signalez-le à votre médecin accoucheur, qui vous prescrira du calcium.
- Privilégiez également les fruits et légumes frais, les poissons et les viandes non grasses (bien cuites si vous n'êtes pas immunisée contre la toxoplasmose).
- Préférez les bons produits congelés aux conserves.
- Évitez les graisses, les fritures, la charcuterie, les plats en sauce, les ragoûts, les abats, les coquillages et le gibier.
- Méfiez-vous des « douceurs » qui font grossir (bonbons, glaces, chocolat, pâtisserie) sans apporter d'avantages particuliers.

En cas de douleurs du dos consécutives à une mauvaise position, prendre : ***Kalium carbonicum 9 CH,*** 5 granules matin et soir jusqu'à amélioration.

Voir aussi **Abcès du sein, Crevasses du mamelon, Engorgement du sein, Excès de lait, Insuffisance de lait, Lymphangite, Montée laiteuse douloureuse, Refus d'allaitement, Sevrage.**

ALLERGIES ⚠

Pour les allergies O.R.L. cutanées ou bronchiques, consultez votre médecin homéopathe, qui obtiendra de bons résultats avec des traitements symptomatiques et de terrain.

ALOE COMPOSÉ

Origine

Complexe de différentes souches homéopathiques à action digestive.

Indication

• Troubles intestinaux avec diarrhée.

ALOE SOCOTRINA

Origine

L'aloès du Cap.

Symptômes caractéristiques

• Irritation de la muqueuse intestinale avec diarrhée brûlante.

• Selles urgentes, insécurité sphinctérienne.

• Hémorroïdes brûlantes.

Indication

• Diarrhée avec insécurité sphinctérienne.

ALOPÉCIE

Voir **Chute des cheveux.**

ALUMINA

Origine

L'alumine, oxyde d'aluminium.

Symptômes caractéristiques

• Fatigue psychique.
• Sécheresse des muqueuses.
• Déshydratation.

Indication

• Constipation sans besoins, avec ralentissement du transit intestinal.

AMBRA GRISEA

Origine

L'ambre gris sécrété par le cachalot.

Indications

• Émotivité et timidité extrêmes.
• Émotions fortes entraînant insomnie et prurit vulvaire.
• Métrorragie (saignement d'origine utérine) au moindre effort ou à la moindre émotion.

AMÉNORRHÉE

Voir **Retour de couches.**

AMMONIUM MURIATICUM

Origine

Le chlorure d'ammonium.

Symptômes caractéristiques

• Douleurs aggravées en position assise, améliorées en marchant, soulagées en position couchée.

Indication

• Douleurs sacro-iliaques et lombosciatiques.

AMNIOCENTÈSE

Il s'agit d'un examen indolore qui n'est pas systématique. C'est un prélèvement de liquide amniotique par ponction transabdominale effectué entre la 15e et la 17e semaine d'aménorrhée, parfois plus tard.

Si vous appréhendez cet examen, prendre la veille, le matin de la ponction et une heure avant 5 granules du médicament d'anxiété (voir ce mot) qui vous convient.

ANÉMIE ⚠

L'anémie est une carence en substances nutritives, souvent le **fer.** Elle se soigne donc par un apport en fer (voir ce mot). Pour favoriser son absorption, prendre en même temps :
Ferrum metallicum 5 CH, 5 granules 2 fois par jour pendant toute la durée du traitement de fer.

ANESTHÉSIE GÉNÉRALE

Voir **Soins pré-opératoires.**

ANGINES ⚠

Les angines ne relevant pas toutes forcément d'un traitement antibiotique, consultez votre médecin homéopathe.

ANTIMONIUM CRUDUM

Origine

Le trisulfure d'antimoine.

Symptômes caractéristiques

• Langue très chargée, éructations.
• Diarrhée.
• Épaississement de la peau avec fissures.

Indication

• Diarrhée.

ANURIE

Voir **Rétention d'urines.**

ANXIÉTÉ

On peut prendre des médicaments homéopathiques à effet relaxant :
Sédatif PC*®*, 2 comprimés 3 fois par jour, ou, si tremblements et maux de tête, ***Gelsemium Complexe n° 70,*** 20 gouttes 3 fois par jour.

Si ce n'est pas suffisant, remplacer en choisissant parmi les médicaments suivants, selon les symptômes. Les prises peuvent être répétées dans une crise aiguë d'anxiété toutes les 2 heures, puis espacées selon l'amélioration. Le plus souvent, 2 prises par jour sont suffisantes.

Gelsemium sempervirens 15 CH, 5 granules 2 fois par jour en cas d'appréhension avec sensation d'inhibition, de paralysie, avec tremblements et maux de tête.
Ignatia amara 15 CH, 5 granules 2 fois par jour, si l'émotivité fait apparaître des symptômes à type de spasmes (boule dans la gorge, spasme colique, toux spasmodique, oppression respiratoire) ou de douleurs punctiformes (migraines

« comme un clou dans la tête » ou autre localisation des douleurs). Bâillements et soupirs sont fréquents. Tous ces symptômes disparaissent si la femme est distraite par quelque chose qui l'intéresse.

Argentum nitricum 15 CH, 5 granules 2 fois par jour, en cas d'agitation, de précipitation avec volubilité, de crainte d'être en retard et de désir de tout finir avant même d'avoir commencé. Des symptômes digestifs sont généralement associés (aérophagie, gastralgie, diarrhée motrice).

Staphysagria 15 CH, 5 granules 2 fois par jour, si vous culpabilisez, si vous êtes susceptible mais refoulez vos émotions, ce qui entraîne des troubles somatiques (digestifs, urinaires, pseudo-cardiaques, cutanés avec prurit).

Moschus 15 CH, 5 granules 2 fois par jour, en cas d'hyperexcitabilité nerveuse avec tendance aux malaises en public, aux palpitations, à l'alternance de pleurs et de fous rires.

Aconitum napellus 15 CH, 5 granules 2 fois par jour, en cas de peur de mort immédiate, de palpitations, de malaises.

Actæa racemosa 15 CH, 5 granules 2 fois par jour, en cas d'affolement sans aucun contrôle, avec loquacité sans suite, de peur panique de la grossesse, de l'accouchement, des risques pour la mère et le bébé.

Vous pouvez faire le choix d'oligo-éléments :

Oligogranul Manganèse-Cobalt et **Oligogranul Lithium,** 5 comprimés 1 fois par jour jusqu'à amélioration.

Ou encore choisir une phytothérapie à effet relaxant, en prenant 2 à 6 comprimés par jour d'un des médicaments suivants :

Euphytose ® ou
Spasmine ® ou
Lenicalm ®.

APIS MELLIFICA

Origine
L'abeille entière, dont le venin et les glandes contiennent de l'histamine.

Symptômes caractéristiques
- Œdème de la peau ou des muqueuses.
- Fièvre aiguë sans soif.
- Douleurs piquantes et brûlantes améliorées par le contact froid ou la glace.

Indications
- Œdème, urticaire, prurit répondant à ces caractéristiques.

ARANEA DIADEMA

Origine
L'araignée à diadème.

Indication
- Fourmillements dans les bras.

ARGENTUM NITRICUM

Origine
Le nitrate d'argent.

Symptômes caractéristiques
- Sensation d'échardes.
- Brûlures gastriques, désirs de sucreries.
- Éructations acides.
- Agitation anxieuse.
- Aggravation à la chaleur.

Indications

• Anxiété avec agitation, précipitation.
• Aérophagie.
• Pyrosis.

ARNICA MONTANA

Origine

L'arnica des montagnes. Il contient des substances antidouleur et anti-inflammatoires et a également une action sur le cœur et les vaisseaux sanguins.

Symptômes caractéristiques

• Sensation de courbatures, de contusions.
• Hématomes.
• Fièvre avec face rouge, congestive et troubles digestifs.

Indications

• Courbatures.
• Fatigue et douleurs musculaires.
• Hémorroïdes, troubles circulatoires des membres inférieurs (protection vasculaire).

Ce médicament est prescrit de façon systématique après l'accouchement pour une protection vasculaire et musculaire.

ARSENICUM ALBUM

Origine

L'anhydride arsénieux.

Symptômes caractéristiques

• Sensations de brûlures améliorées par la chaleur.
• Faiblesse, frilosité.
• Anxiété.
• Aggravation à la chaleur.
• Aggravation entre 1 et 3 heures du matin.

Indications

• Pyrosis amélioré par les boissons chaudes.
• Diarrhées avec douleurs améliorées par la chaleur.
• Intoxication alimentaire.

ASA FŒTIDA

Origine

L'ase fétide, plante ombellifère d'Asie.

Indications

• Aérophagie.
• Spasme de l'œsophage avec sensation de boule remontant dans la gorge.

ASTHÉNIE

Voir **Fatigue.**

AUTOMÉDICATION

Voir **L'homéopathie en bref** page 15.

AVORTEMENT

Voir **Fausse-couche spontanée, Interruption volontaire de grossesse, Interruption thérapeutique de grossesse.**

BABY-BLUES

Petite déprime d'origine physiologique due au bouleversement hormonal de la fin de grossesse, à la fatigue de l'accouchement et à l'impression qu'éprouve la mère d'une vacuité brutale après l'accouchement pouvant aller jusqu'à la sensation d'une perte. Elle survient dans les premiers jours après l'accouchement ou au moment du retour à la maison.

Pour la prévenir, prendre à titre systématique :
Sepia officinalis 30 CH, 1 dose 48 heures après l'accouchement.

Si le syndrome dépressif continue, voir **Dépression post-partum.**

BALLONNEMENT ABDOMINAL

Il s'agit d'un gonflement souvent visible de l'abdomen, qui sonne creux, avec gaz et bruits hydroaériques, distinct de la congestion pelvienne. Il est fréquent en cours de grossesse ou après l'accouchement.

Si tout l'abdomen est gonflé et sensible, souvent accompagné d'une diarrhée (non-obligatoire pour prendre le médicament), prendre :
X ***Basilicum Complexe n° 96,*** 20 gouttes 3 fois par jour, ou
China rubra 9 CH, 5 granules 3 fois par jour.

Si la distension abdominale est plutôt sous-ombilicale chez une femme mangeant peu, vite rassasiée malgré une impression de faim impérieuse et importante, et si le gonflement survient dès la fin du repas, avec parfois un maximum vers 17 heures, prendre :
Lycopodium 9 CH, 5 granules 3 fois par jour.

Si tous les aliments « se transforment en gaz », que le ballonnement commence dès le matin avec une amélioration par les éructations, ce trouble survenant plus volontiers chez une grosse mangeuse, prendre :
X ***Carbo vegetabilis 9 CH,*** 5 granules au lever et après chaque repas.

En cas de flatulence post-prandiale immédiate, même en mangeant peu, accompagnée d'aérophagie avec sensation de compression de la poitrine, l'oppression respiratoire, nocturne en particulier, obligeant le sujet à s'asseoir au bord de son lit, penché en avant, prendre :
X ***Kalium carbonicum 9 CH,*** 5 granules après les repas et au coucher.

Si le ballonnement est surtout gastrique 2 heures après les repas, avec impression de « ceinture trop serrée », avec somnolence importante améliorée par une courte sieste, chez une grosse mangeuse nerveuse, impatiente, autoritaire, supportant mal le bruit et la contradiction, prendre :
X ***Nux vomica 9 CH,*** 5 granules après chaque repas et éventuellement au coucher pour favoriser le sommeil.

Il existe d'autres médicaments pouvant être prescrits par votre médecin homéopathe dans un contexte plus complet, comportant d'autres symptômes non digestifs.

BELLADONNA

Origine

La belladone.

Symptômes caractéristiques

• Inflammation de la peau ou des muqueuses avec rougeur, douleur, chaleur et gonflement.
• Fièvre oscillante avec congestion de la tête, sueurs et abattement ou délire.
• Sécheresse des muqueuses O.R.L. ou digestives.
• Aggravation des troubles à la lumière vive, au toucher.

fraîcheur et le repos.

; caractéristiques du

• ...sein (ou autres localisations).
• ...phalées congestives et sueurs.
• Périphlébites.

BELLIS PERENNIS

Origine

La pâquerette.

Indication

• Congestion pelvienne avec saignements.

BIOPSIE DE TROPHOBLASTE

Il s'agit d'un examen plus précoce que l'**amniocentèse** (voir ce mot). C'est un prélèvement au niveau du futur placenta en vue d'un examen chromosomique.

Si vous appréhendez cet examen, prenez la veille, le matin de la ponction et 1 heure avant 5 granules du médicament d'**anxiété** (voir ce mot) qui vous convient.

De plus, en entrant dans la cabine de déshabillage, prendre :
Magnesia phosphorica 9 CH, 1 dose, pour éviter un spasme du col si la ponction est pratiquée par voie transcervicale (passage par le col utérin). Si la ponction est faite par voie transabdominale, ce médicament est inutile.

BOISSONS

Boire abondamment de l'eau non gazeuse (1,5 litre par jour au moins) pendant la grossesse et l'allaitement.
On peut en partie remplacer l'eau par des jus de fruits pressés et du lait.
Diminuer la quantité d'eau au moment du sevrage.
Supprimer l'alcool, le vin.
Diminuer le plus possible la quantité de café et de thé (1 à 2 tasses par jour).

BORAX

Origine

Le borate de sodium.

Indications

• Aphtes.
• Mal des transports (avion, bateau) par crainte de l'accélération « tête-siège » (vers le bas) ou de bascule vers l'avant.

BOUFFÉES DE CHALEUR

Certaines femmes supportent beaucoup moins la chaleur pendant leur grossesse et signalent des bouffées de chaleur.

Essayer :
Lachesis muta 9 CH, 5 granules par jour, surtout s'il existe des troubles circulatoires associés (gonflement des veines, bleus spontanés, céphalées débutant à gauche),
ou
Glonoïnum 9 CH, 5 granules à répéter si nécessaire jusqu'à disparition des symptômes, s'il existe en plus des céphalées congestives battantes, surtout après exposition au soleil.
Espacer selon l'amélioration.

BOULE À LA GORGE (sensation de...)

Voir **Anxiété, *Ignatia amara.***

BOVISTA

Origine
La vesse de loup géante (champignon).

Symptômes caractéristiques
- Saignement d'origine utérine.
- Œdème cutané.

Indications
- Saignements.
- Œdèmes, fourmillements.

BRONCHITE

Consulter votre médecin homéopathe.

BRÛLURES GASTRO-ŒSOPHAGIENNES (PYROSIS)

Elles surviennent le plus souvent en fin de grossesse, mais elles peuvent apparaître dès le deuxième mois et sont accompagnées de reflux gastro-œsophagiens.

Quelques conseils
- Supprimer fritures, jus d'orange, tomates, chocolat, les aliments qui fermentent. Privilégier les légumes, les fruits et les laitages.
- Si on veut s'étendre après le repas, attendre un moment et choisir la position demi-couchée.
- Ne pas se pencher en avant, plier les jambes au lieu de se baisser en avant pour éviter un reflux gastro-œsophagien.
- Porter des vêtements lâches pour éviter d'augmenter la pression intra-abdominale.

Prendre :
Robinia 5 CH ou
Gastrocynésine ®, 5 granules 15 minutes avant les repas, au coucher et au moment des brûlures.

S'il existe également des ballonnements et des éructations prendre:
Kalium carbonicum 9 CH, 5 granules au moment des troubles et au coucher.

Si les brûlures sont accompagnées de ballonnements irradiant dans les côtes flottantes gauches et le dos, aggravées par les sucreries dont on a envie, prendre :
Argentum nitricum 9 CH, 5 granules au moment des brûlures. (Chez une femme anxieuse, voir **Anxiété**).

Si les douleurs brûlantes sont à leur maximum vers 1 heure du matin, améliorées par une boisson chaude, voire très chaude, prendre :
Arsenicum album 9 CH, 5 granules au moment des troubles et au coucher.

S'il y a aussi des vomissements, prendre :
Kreosotum 5 CH, 5 granules au rythme des nausées.

Si des maux de tête s'ajoutent aux vomissements et aux nausées, prendre à la place :
Iris versicolor 5 CH, 5 granules au rythme des nausées.

Voir aussi **Aérophagie, Ballonnement abdominal.**

BRÛLURES URINAIRES

Voir **Cystite.**

BRÛLURES VULVAIRES

Voir **Mycose.**

BRYONIA ALBA

Origine

La bryone blanche.

Indications

• Seins douloureux indurés ou engorgés.
• Douleurs de dos.
• Vertiges par changement brusque de position (en s'asseyant dans le lit au réveil).

CALADIUM

Origine

L'arum des Antilles.

Symptôme caractéristique

• Hyperesthésie.

Indication

• Prurit vulvaire, en particulier chez la femme enceinte.

CALCAREA CARBONICA

Origine

La couche moyenne du calcaire d'huître.

Indication

• Douleurs des seins (début de grossesse, fin d'allaitement).

Action métabolique sur des sujets en général peu grands mais corpulents.

CALCAREA COMPOSÉ

Origine

Complexe de différentes souches homéopathiques à action reminéralisante.

Indication

• Reconstituant pendant l'allaitement et reminéralisant.

CALCAREA FLUORICA

Origine

Le fluorure de calcium, présent dans la peau, les os, le tissu conjonctif (ligaments, parois des vaisseaux).

Symptômes caractéristiques

• Troubles de minéralisation osseuse, laxité ligamentaire, peau épaissie et fissurée.

Indications

• Ptoses (descente d'organes) : aide à la rééducation.
• Vergetures.

CALCAREA PHOSPHORICA

Origine

Le phosphate neutre de calcium.

Symptômes caractéristiques

• Sujet vif vite fatigué entraînant différents troubles.
• Douleurs osseuses et articulaires.

Indications

• Arthralgies sacro-iliaques.
• Pubalgies.
• Fatigue.

CALENDULA OFFICINALIS

Origine
Le souci des jardins.

Indications
Propriétés anti-inflammatoires, antiseptiques, calmantes, sous forme de pommades, crèmes ou lait.
- Cicatrisation.
- Désinfectant.

CANDIDA ALBICANS

Origine
Le candida albicans (levure).

Indication
- Mycose.

CANTHARIS VESICATORIA

Origine
La mouche cantharide.

Symptômes caractéristiques
- Inflammation aiguë des muqueuses uro-génitales.
- Formation de cloques sur la peau.
- Ulcération des muqueuses.

Indication
- Cystite.

CARBO VEGETABILIS

Origine
Le charbon végétal officinal.

Symptômes caractéristiques
- Flatulence.
- Spasmes capillaires.
- Faiblesse, sensation de froid intense.

Indication
- Ballonnement abdominal.

CASTOR EQUI

Origine
La châtaigne de cheval.

Indication
- En pommade (Teinture Mère 4 %), pour la prévention des crevasses du sein.

CAUCHEMARS

Fréquents en début de grossesse ou plus tard.

Prendre :
Homéogène 46 ®, 2 comprimés le soir et au coucher, pour le nervosisme et les troubles du sommeil, ou
Tarentula Complexe n° 71, 20 gouttes 3 fois par jour, dont la 3e fois au coucher, en cas d'agitation nerveuse accompagnée d'état anxieux.

En cas de rêve de mort, de deuil, prendre :
Lachesis muta 15 CH, 5 granules au coucher.

En cas de terreur nocturne, peur du noir, visions de spectres ou d'animaux, prendre :
Stramonium 15 CH, 5 granules au coucher.

CAULOPHYLLUM

Origine
Le léontice ou « squaw root » (racine de femme). Utilisé à l'origine par les

Indiennes pour faciliter l'accouchement et la délivrance.

Indication

• Aide à la dilatation du col pour l'accouchement.

CAUSTICUM

Origine

Mélange de chaux et de bisulfate de potassium.

Symptômes caractéristiques

• Paralysie, contractures musculaires.
• Verrues, cicatrices douloureuses.
• Sensation d'écorchure, de plaie à vif ou de brûlure.

Indication

• Douleurs laryngées après intubation.

CENTÉSIMALE HAHNEMANIENNE (CH)

Voir **L'homéopathie en bref** page 14.

CÉPHALÉES

Voir **Maux de tête.**

CERCLAGE DU COL

C'est une indication beaucoup moins fréquente aujourd'hui. Elle se fait sous anesthésie générale (voir **Soins pré-opératoires**) ou sous **péridurale** (voir ce mot). Les 7 jours suivants, prendre, à visée antispasmodique :
Magnesia phosphorica 9 CH, 5 granules 4 fois par jour.

CÉSARIENNE

La césarienne consiste à inciser la peau abdominale dans sa partie basse pour atteindre l'utérus sous les muscles abdominaux. L'utérus est incisé à son tour pour permettre la sortie de l'enfant. La césarienne est décidée avant le terme dans le cas de certaines affections de la mère (antérieures à la grossesse ou survenues en cours de grossesse) pouvant mettre la vie de l'enfant en danger. Elle peut également être décidée au cours du travail obstétrical pour différentes causes mécaniques ou à la suite d'incidents survenus au cours de l'accouchement.

Voir aussi **Soins pré-opératoires, Soins post-opératoires.**

CHELIDONIUM COMPOSÉ

Origine

Complexe de différentes souches homéopathiques à action digestive.

Indication

• Dyspepsie (digestion difficile).

CHELIDONIUM MAJUS

Origine

La grande chélidoine.

Symptômes caractéristiques

• Langue flasque, avec enduit jaunâtre gardant l'empreinte des dents.
• Syndrome hépatobiliaire.

Indication

• Prurit de la grossesse par cholostase.

CHINA RUBRA

Origine
Le quinquina rouge. L'extrait d'écorce (quinine) est connu depuis le XVIIe siècle pour son action sur certaines fièvres.

Symptômes caractéristiques
- Ballonnement abdominal.
- Diarrhée épuisante.
- Fièvre intermittente.
- Épuisement.

Indications
- Diarrhée.
- Fatigue après accouchement et pendant l'allaitement (par perte de liquides physiologiques).

CHLOASMA

Voir **Masque de grossesse.**

CHUTE DES CHEVEUX

Elle peut se produire dans les 4 à 20 semaines suivant l'accouchement.

Prendre :
Bioptimum Cheveux **®,** 2 comprimés au petit déjeuner et au dîner pendant 2 mois.

Demander à votre médecin homéopathe un traitement de fond complémentaire. On peut penser à :
Sepia officinalis 9 CH, 5 granules par jour pendant 2 mois.

L'acupuncture donne également de bons résultats.

CICATRISATION

Pour aider la cicatrisation après une incision, prendre :
Staphysagria 9 CH, 5 granules matin et soir pendant 15 jours.

En cas de démangeaisons au niveau de la cicatrice, prendre en plus :
Fluoricum acidum 5 CH, 5 granules matin et soir jusqu'à amélioration.

S'il y a un antécédent de cicatrice chéloïde (boursouflée, épaisse, irrégulière), prendre pendant 2 mois :
Staphysagria 9 CH et
Graphites 9 CH, 5 granules de chaque, matin et soir sauf le dimanche. Le dimanche, prendre 1 dose de :
Thuya occidentalis 15 CH.
Masser la cicatrice chaque jour pendant 2 mois avec :
Pommade au Calendula par digestion **®.**

Voir **Déchirure du périnée, Épisiotomie.**

CIRCULATION DU SANG

Voir **Varices.**

COCA

Origine
Le cocaier, plante sacrée des Incas.

Indications
- Mal des montagnes.
- Insomnie en altitude.

COCCULUS INDICUS

Origine
La coque du Levant, fruit d'un arbrisseau originaire de l'Inde et de Ceylan.

Symptômes caractéristiques
• Nausées avec vertiges, aggravées par les mouvements passifs (voiture) et le manque de sommeil.

Indications
• Mal des transports.
• Nausées et vomissements de la grossesse avec vertiges améliorés par la chaleur et le repos.
• Insomnie par surmenage et dysrythmies « veille-sommeil ».

CŒLIOSCOPIE

La cœlioscopie est une technique consistant à introduire dans la cavité abdomino-pelvienne, sous anesthésie générale, un fin tube plastique muni d'un système d'optique. Cela permet de voir l'utérus, les ovaires et les trompes, et de réaliser quelques gestes chirurgicaux. On l'utilise, entre autres, dans des cas de stérilité ou pour diagnostiquer une grossesse extra-utérine (c'est-à-dire se développant non pas dans la cavité utérine, mais dans une trompe).

Voir **Soins pré-opératoires.**

COFFEA TOSTA

Origine
Le café torréfié.

Symptômes caractéristiques
• Excitation mentale avec afflux d'idées.
• Hypersensibilité de tous les sens aggravée par les émotions joyeuses.

Indication
• Insomnie sans possibilité de contrôle des afflux d'idées ou insomnie post-café.

COLLINSONIA CANADENSIS

Origine
Le baume de cheval, plante herbacée vivace d'Amérique du Nord.

Symptôme caractéristique
• Congestion pelvienne et portale.

Indication
• Constipation avec hémorroïdes saignant facilement.

COLOCYNTHIS

Origine
La coloquinte.

Symptômes caractéristiques
• Douleurs violentes crampoïdes paroxystiques améliorées en étant courbée en deux, par la pression forte et la chaleur.

Indications
(avec les caractéristiques ci-dessus)
• Douleurs abdominales.
• Contractions utérines.
• Tranchées utérines.

CONGESTION PELVIENNE

Très fréquente en début de grossesse, elle se traduit par une sensation de gêne et de pesanteur du bas-ventre, évoquant, en plus important, les sensations d'avant les règles. Elle peut entraîner une pollakiurie (mictions plus fréquentes, sans brûlures).

Prendre :

Sepia composé, 5 granules 3 fois par jour jusqu'à amélioration.

CONIUM MACULATUM

Origine

La grande ciguë.

Symptômes caractéristiques

- Vertiges.
- Sclérose, induration.

Indication

- Seins douloureux avec nodules.

CONSEILS AVANT DE DÉCIDER UNE GROSSESSE

Il y a des grossesses surprises... et bien acceptées quand même. Mais quand il s'agit d'une grossesse prévue et « programmée », pourquoi ne pas en parler avant à votre gynécologue ?

Tout d'abord, vous pouvez être porteuse d'une pathologie antérieure à la grossesse (diabète, hypertension artérielle, par exemple) et il faudra en faire le bilan avant le début de la grossesse. Votre médecin peut avoir à changer certains médicaments pour en prescrire de plus compatibles avec la grossesse. Il aura des conseils à vous donner sur la surveillance de votre pathologie durant ces neuf mois.

Même sans pathologie particulière connue, il est utile de parler de votre projet de grossesse avant l'arrêt de votre méthode de contraception. Votre médecin peut alors vérifier votre bonne santé, votre groupe sanguin, votre immunité éventuelle par rapport à la rubéole et à la toxoplasmose, l'absence de traitement que vous n'auriez pas pensé à signaler, l'absence d'antécédents personnels et familiaux. On peut alors vous vacciner contre la rubéole pendant que vous suivez encore, durant deux ou trois cycles, votre méthode contraceptive. Il n'existe pas de vaccin contre la toxoplasmose, mais si vous n'êtes pas immunisée (on peut l'être sans avoir de signes pathologiques de cette infection), vous pouvez faire attention dès le début de la grossesse à votre alimentation.

Votre médecin va aussi s'intéresser à vos conditions de travail, à votre hygiène de vie. Enfin, il va vous expliquer que vous pouvez être enceinte dès le cycle suivant l'arrêt de votre pilule contraceptive. Donc ne l'arrêtez pas avant des vacances prévoyant un voyage fatigant sous prétexte que vos meilleures amies « *ont mis trois mois avant d'y arriver* » (à obtenir une grossesse) ! Ce n'est pas une fatalité « post-pilule », et la survenue d'une grossesse dépend de multiples facteurs sans que la prise antérieure de la pilule n'intervienne. Certains couples sont moins féconds que d'autres. Par ailleurs, si les cycles menstruels, avant la prise de pilule, étaient irréguliers, il y a de fortes chances pour qu'ils le soient à nouveau après l'arrêt de la pilule.

CONSTIPATION

Elle est fréquente en cours de grossesse. Il faut boire suffisamment, en particulier de l'eau Hépar (riche en magnésium) et des jus d'oranges pressés. Il existe de nombreux médicaments.

Dans ma pratique, je conseille de prendre jusqu'à amélioration :
***Sepia officinalis* 9 CH,** 5 granules le matin chez une femme fatiguée avec nausées, lenteur digestive, congestion pelvienne et troubles circulatoires.

Si nécessaire, ajouter l'un des médicaments suivants.

En cas de constipation indolore, sans besoin douloureux d'aller à la selle, prendre jusqu'à amélioration :
***Alumina* 5 CH,** 5 granules matin et soir, si intestins et rectum sont paresseux, avec longs efforts d'expulsion et selles molles.

***Hydrastis canadensis* 5 CH,** 5 granules matin et soir, s'il s'agit d'une constipation chronique sans envie, avec selles dures en morceaux.

***Collinsonia canadensis* 5 CH,** 5 granules matin et soir si les selles sont volumineuses, difficiles à expulser, avec des hémorroïdes tendant à saigner.
***Opium* 9 CH,** 5 granules matin et soir en cas d'inertie intestinale sans aucun besoin, avec selles noires, sèches et dures. Ce médicament est une bonne indication dans les retards de reprise du transit intestinal après une opération ou un accouchement.

En cas de constipation douloureuse, plus rare chez la femme enceinte, prendre jusqu'à amélioration :

***Plumbum metallicum* 5 CH,** 5 granules matin et soir, si les coliques sont violentes, les selles en billes dures, noires ; l'émission difficile, douloureuse, nécessitant beaucoup d'efforts et avec spasmes de l'anus.

***Raphanus niger* 5 CH,** 5 granules matin et soir si le ballonnement abdominal est important avec gonflement de la partie supérieure gauche de l'abdomen. Spasmes et douleurs sont améliorés par l'émission de gaz difficiles à expulser.
S'il y a beaucoup de gaz, alterner avec :
***China rubra* 5 CH,** 5 granules toutes les 2 heures.

En cas de constipation en voyage, avec selles dures et sèches, prendre jusqu'à amélioration :
***Platina* 7 CH,** 5 granules matin et soir.

CONSULTATION HOMÉOPATHIQUE

Voir **Introduction** page 15.

CONTRACTIONS UTÉRINES ⚠

En cours de grossesse, la femme peut ressentir 5 à 6 contractions utérines par jour, sans douleur et sans rythme ; c'est tout à fait normal. Si des contractions utérines sont fréquentes dans la journée, demandez- vous pourquoi : trop de ménage, de courses, de fatigue, de longs voyages ? Et reposez-vous...

Si vous avez envie de vous reposer en chien de fusil et la main appuyée sur le ventre avec besoin de chaleur, prenez :
***Magnesia phosphorica* 9 CH,** 5 granules, 4 fois par jour.

En l'absence de ces caractéristiques, prenez :
***Cuprum metallicum* 5 CH,** 5 granules, 4 fois par jour.

Si les contractions utérines sont plus rapprochées et surtout douloureuses, avertir votre médecin accoucheur.

Contractions utérines de début d'accouchement : voir **Dilatation du col.**

COURBATURES

Elles peuvent survenir après un effort prolongé en cours de grossesse. Elles sont fréquentes après l'accouchement.
Prendre :
***Arnica montana* 9 CH,** 5 granules 2 fois par jour jusqu'à disparition des troubles.

CRAMPES

Elles surviennent essentiellement au niveau des membres inférieurs, surtout la nuit, et au 3e trimestre de grossesse.

Prendre du magnésium en cure de 1 à 2 mois, soit en oligoéléments, soit :
Biomag ®, 2 comprimés 2 fois par jour.

Ajouter au coucher :
***Cuprum metallicum* 5 CH,** 5 granules jusqu'à disparition des crampes.

CREVASSES DU MAMELON

Pour les éviter, bien placer la bouche du bébé autour de l'aréole et pas seulement sur le mamelon.

Après chaque tétée, enduire le mamelon et l'aréole avec :
Pommade Castor equi ®, et laver l'aréole avant la tétée suivante.

En cas de crevasse, appliquer sur la zone après chaque tétée :
Pommade Ratanhia ® et prendre jusqu'à disparition des troubles :

***Nitricum acidum* 5 CH,** 5 granules 3 fois par jour, si la crevasse est nette, à fond rouge, avec sensation de coup de canif, ou, ***Graphites* 15 CH,** 5 granules 3 fois par jour, si le fond de la crevasse est évasé avec aspect jaunâtre (plus rare). On peut aussi alterner ***Nitricum acidum* 5 CH** et ***Graphites* 15 CH.**

CUPRUM METALLICUM

Origine

Le cuivre métallique.

Symptômes caractéristiques

• Crampes, convulsions, tics d'apparition et disparition brusques.

• Spasmes bronchiques améliorés en buvant de l'eau froide.

CONTRACEPTION DU POST-PARTUM

Attention, l'allaitement ne protège pas d'un risque de grossesse. Donc, dès la reprise des rapports sexuels, adopter une contraception systématique et rigoureuse. Les préservatifs sont préférables aux spermicides, qui ont souvent tendance à irriter le vagin à cette période. Il existe aussi des pilules compatibles avec l'allaitement, mais la prise en est d'une rigueur draconienne.

Indications
- Crampes.
- Hoquet.
- Contractions utérines.
- Diarrhées.
- Tranchées utérines.

CYCLAMEN EUROPÆUM

Origine
Le cyclamen d'Europe.

Symptômes caractéristiques
- Vertiges avec troubles visuels.
- Céphalées précédées de troubles visuels.

Indications
- Maux de tête.
- Migraine ophtalmique avec vertiges.

CYSTITE ⚠

Les cystites infectieuses
Caractérisées par des urines troubles, des brûlures intenses à la miction et l'envie fréquente d'uriner, elles sont favorisées par la grossesse. La femme enceinte craint le grand froid et la grande chaleur, qui peuvent être à l'origine de ces cystites, autant que la station assise prolongée – notamment pendant les longs voyages en voiture ou en avion : privilégier les voyages en train, où l'on peut bouger.

En attendant le résultat de l'examen cytobactériochimique des urines, boire au moins 2 litres d'eau plate par jour en plus des boissons prises pendant les repas.

Prendre :
Serum anticolibacillaire 5 CH, 1 ampoule avant chaque repas, ainsi que ***Cantharis vesicatoria 9 CH,*** et ***Mercurius corrosivus 9 CH,*** 5 granules de chaque en alternance toutes les heures, puis espacer selon l'amélioration.

En l'absence d'amélioration au bout de 24 heures, consulter votre médecin homéopathe.
En cas de fièvre et de frissons associés à la cystite, en cas de sang dans les urines, consulter rapidement votre médecin homéopathe, car il s'agit sans doute d'une pyélonéphrite.
Si les crises se répètent, consulter votre médecin homéopathe, qui prescrira un traitement de fond supplémentaire.

Les cystites non infectieuses
Caractérisées par des mictions fréquentes d'urines claires, elles apparaissent après des rapports sexuels répétés ou après sondage. Les brûlures cessent en urinant.

Boire abondamment et prendre :
Staphysagria 9 CH, 5 granules 4 fois par jour.

Parfois les femmes se plaignent de l'aspect trouble et de la mauvaise odeur de leurs urines, pourtant en quantité normale, avec examens de laboratoire négatifs.

Boire davantage et prendre :
Formica rufa 5 CH, 5 granules matin et soir jusqu'à disparition des troubles.

Voir aussi **Examens d'urines.**

CYSTOCÈLE ou « DESCENTE DE VESSIE »

Voir **Descente d'organes.**

•D•E•F•G•

DÉBUT DU TRAVAIL D'ACCOUCHEMENT

Voir **Dilatation du col.**

DÉCHIRURE DU PÉRINÉE

Prendre :
Arnica montana 9 CH, 5 granules matin et soir pendant 20 jours.

Si un œdème de la vulve est associé, prendre en plus :
Apis mellifica 15 CH, 5 granules toutes les 20 à 30 minutes au début, puis espacer avec amélioration.

S'il y a tendance à l'infection, consulter le médecin accoucheur et ajouter à ***Arnica montana 9 CH :***
Pyrogenium 9 CH, 5 granules chaque matin 7 jours de suite.

Après cicatrisation, masser 2 fois par jour la cicatrice pour l'assouplir avec :
Crème Cicaderma ® ou
Crème Madecassol ®

DÉLIVRANCE

On désigne ainsi l'expulsion du placenta, 20 minutes environ après l'accouchement, avec des contractions utérines moins fortes.

Après la délivrance, prendre :
Arnica montana 15 CH, 1 dose, pour éviter saignements et courbatures.

DÉMANGEAISONS

Prurit de la grossesse sans éruption
Il s'agit d'une affection pouvant survenir en cours de grossesse. On parle de stase hépatovésiculaire (ou encore de cholostase ou d'ictère cholostatique). Bien entendu, vous devez être vue par votre médecin accoucheur, qui demandera des examens de laboratoire.

Après son diagnostic, en plus de ses prescriptions, vous pouvez prendre jusqu'à disparition des troubles l'un ou l'autre de ces médicaments :
Chelidonium majus 5 CH, 5 granules 3 fois par jour, si votre langue est flasque, étalée avec un enduit jaunâtre et garde l'empreinte des dents en la « mordant », ou
Taraxacum 5 CH, 5 granules 3 fois par jour, si votre langue est dépapillée, en « carte de géographie », avec des zones plus planes et plus rouges, et si elle est douloureuse.

De plus, contre ce prurit sans éruption mais parfois sévère, prendre :
Dolichos pruriens 9 CH, 5 granules à répéter à chaque reprise du prurit (2 à 6 fois par jour).

Consulter également votre médecin homéopathe qui peut prescrire des médicaments de fond supplémentaires.

Autres prurits
Chez une femme anxieuse, mais se taisant et refoulant ses émotions, peuvent apparaître des symptômes tels que le prurit (il y en a d'autres), amélioré par le grattage mais réapparaissant ailleurs. Prendre :
Staphysagria 15 CH, 5 granules à la demande ou en cas de contrariétés.

DÉGOÛTS ALIMENTAIRES

Ils sont fréquents en début de grossesse. Ce symptôme peut orienter ou confirmer le choix d'un médicament en fonction de la sensibilité ou du terrain du sujet. Parlez-en à votre médecin homéopathe, qui pourra alors vous prescrire le médicament adapté avec sa hauteur de dilution, la prise pouvant être journalière ou hebdomadaire.

Sepia officinalis pour le dégoût du lait.
Calcarea carbonica pour le dégoût du café.
Ignatia amara pour le dégoût du tabac (environnement tabagique).
Pulsatilla pour le dégoût du gras.
Lycopodium ou
China rubra pour le dégoût de la viande.

Si le prurit est accompagné d'éruptions urticariennes (voir **Urticaire**) : plaques œdémateuses rose rouge localisées avec sensation de piqûres, brûlures, sensation améliorée par des applications froides, prendre :
Apis mellifica 15 CH, 5 granules à répéter souvent (toutes les 30 minutes si nécessaire), puis à espacer selon l'amélioration.

Si le prurit présente les mêmes plaques et s'il est aggravé par l'eau et les applications froides, prendre :
Urtica urens 9 CH, 5 granules toutes les 2 heures en espaçant selon l'amélioration.

En cas de prurit vulvaire de la femme enceinte hors du contexte précédent et en dehors d'une infection, prendre :
Caladium 9 CH, 5 granules 2 fois par jour jusqu'à disparition des symptômes.

Dans tous les cas, consultez votre médecin homéopathe, car il existe des médicaments de terrain pour éviter les récidives.

DÉPRESSION DU POST-PARTUM ⚠

Il s'agit d'une dépression après accouchement, due en grande partie au bouleversement hormonal. Voir **Baby-blues.**

Pour la prévenir, prendre à titre systématique :
Sepia officinalis 30 CH, 1 dose 48 heures après l'accouchement, puis, si l'effet n'a été que passager, 5 granules 1 fois par jour jusqu'à amélioration.

Si le syndrome dépressif accompagne un état d'épuisement total, remplacer
Sepia officinalis 30 CH par
Natrum muriaticum 15 CH, 1 dose 3 fois par semaine pendant 2 semaines, puis 2 fois par semaine pendant les 2 semaines suivantes, et enfin 1 seule dose par semaine jusqu'à récupération.

DESCENTE D'ORGANES (prolapsus)

Cela peut se produire après plusieurs accouchements, parfois même dès le premier. C'est le plus souvent minime et provoqué par une insuffisance des muscles du périnée. Il faut attendre le retour de couches pour en faire une meilleure estimation, car il y a une amélioration spontanée.

Voir **Incontinence urinaire d'effort.**

DIABÈTE ⚠

C'est un trouble du fonctionnement du pancréas. Si le trouble est connu avant la conception, faire pratiquer un contrôle minutieux par un endocrinologue en vue de la grossesse pour un équilibrage du traitement, puis se faire suivre ensuite régulièrement. L'homéopathie peut apporter une aide supplémentaire.

DIARRHÉES ⚠

La diarrhée est beaucoup moins fréquente que la constipation en cours de grossesse.

Consulter rapidement votre médecin homéopathe :
• Si la durée excède 24 heures et si l'état général s'altère.
• Si la fièvre existe ou ne baisse pas rapidement.
• Si les douleurs sont très violentes.
• S'il y a du sang dans les selles.

En cas de diarrhée banale sans atteinte de l'état général, prendre jusqu'à disparition des symptômes :
Aloe composé, 10 gouttes 3 fois par jour dans un peu d'eau.

En cas de diarrhée impérieuse, brûlante le matin au réveil ou après les repas, accompagnée d'insécurité sphinctérienne et d'hémorroïdes, prendre jusqu'à disparition des symptômes :
Aloe socotrina 9 CH, 5 granules matin et soir.

En cas de diarrhée se répétant au cours de la journée, avec éructations, langue chargée blanche chez une personne plutôt grosse et gloutonne, prendre jusqu'à disparition des symptômes :
Antimonium crudum 9 CH, 5 granules à chaque selle.

En cas de diarrhée jaune en jets répétés dans la journée, accompagnée de spasmes, prendre jusqu'à disparition des symptômes :
Podophyllum 9 CH, 5 granules à chaque selle.

DÉSIRS ALIMENTAIRES

La femme enceinte peut avoir davantage envie de certains aliments ou d'aliments dont elle n'avait pas l'habitude. Cela ne veut pas dire qu'il faut absolument céder à cette envie ! Mais cela peut orienter votre médecin homéopathe vers le choix du médicament adapté avec sa hauteur de dilution.
Ces médicaments correspondent souvent à des médicaments de terrain ; votre médecin homéopathe peut vous les prescrire une fois par semaine ou tous les jours.
Sepia officinalis en cas de désir d'acidité (vinaigre, cornichons).
Natrum muriaticum, en cas de désir d'aliments salés ou de poissons.
Nux vomica ou
Natrum muriaticum, en cas de désir de mets épicés.
Lycopodium clavatum ou
Argentum nitricum, en cas de désir de sucre.

En cas de diarrhée indolore mais avec quantité de gaz abdominaux, prendre : ***China rubra 9 CH,*** 5 granules à chaque selle.

En cas de diarrhée aqueuse et de douleurs crampoïdes calmées en se mettant en « chien de fusil » ou en position fœtale, en appuyant sur le ventre, avec de la chaleur, prendre jusqu'à disparition des symptômes :
Magnesia phosphorica 9 CH, 5 granules au rythme des douleurs.

En cas de douleurs violentes comme des crampes à début et fin brusques irradiant jusqu'aux mollets, accompagnées parfois de vomissements, prendre jusqu'à disparition des symptômes :
Cuprum metallicum 9 CH, 5 granules à chaque douleur .

En cas d'intoxication alimentaire grave avec diarrhée abondante, déshydratation rapide et atteinte de l'état général, consulter dès que possible votre médecin homéopathe.

Prendre en attendant :
Veratrum album 15 CH, 5 granules à chaque selle, en cas de tendance à la syncope et aux sueurs froides ;
Arsenicum album 15 CH, 5 granules à chaque selle, en cas de vomissements, soif vive, selles brûlantes, fièvre et l'ensemble amélioré par la chaleur et les boissons chaudes.

En cas de tourista, ces médicaments sont à emporter en voyage et à prendre en fonctions des caractéristiques citées plus haut :
Veratrum album 15 CH,
Arsenicum album15 CH,
Podophyllum 9 CH.

Pour la petite diarrhée du voyageur, prendre :
Geranium Complexe n° 108, 20 gouttes 3 fois par jour jusqu'à disparition des symptômes.

DIGESTION DIFFICILE (dyspepsie)

En cas de lenteur digestive avec sensation de pesanteur, l'impression d'être « barbouillée », prendre dans un peu d'eau avant chaque repas ou au moment des troubles :
Chelidonium composé ou
Choléodoron ®, 15 gouttes dans un peu d'eau 3 fois par jour, après les repas, ou
Digestodoron ®, 15 gouttes dans un peu d'eau 3 fois par jour, 1/4 d'heure avant les repas, si brûlures, ballonnements, constipation, ou encore
Nux vomica composé, 15 gouttes dans un peu d'eau 2 fois par jour, si besoin de sieste.

Avant un « bon repas » et par crainte de mal digérer, prendre 1/2 heure avant :
Nux vomica 9 CH, 5 granules.

DILATATION DU COL

Lorsque les contractions utérines deviennent régulières (toutes les 5 à 10 minutes) et d'intensité croissante, elles correspondent au début de la dilatation du col : c'est le « travail obstétrical », qui peut générer de l'anxiété.

Prendre alors 5 granules du médicament d'**anxiété** (voir ce mot) choisi, le reprendre au besoin pendant la dilatation. En l'absence de symptômes caractéristiques, prendre :
Ignatia 9 CH (voir **Accouchement**). Puis,

toutes les 15 à 30 minutes jusqu'à l'accouchement, même sous péridurale, prendre : ***Caulophyllum 5 CH,*** 5 granules.

Si les contractions s'arrêtent, il s'agit d'un faux travail. Ne pas continuer le traitement mais le recommencer à la réapparition de contractions utérines régulières, qui peuvent avoir lieu un autre jour.

Accouchement « par les reins » :
Caulophyllum 5 CH, comme ci-dessus, et à chaque contraction remplacer par :
Dioscorea villosa 9 CH, 5 granules.

Après l'expulsion du placenta (voir **Délivrance**), prendre :
Arnica montana 15 CH, 1 dose.

DILUTIONS

Voir **L'homéopathie en bref** page 12.

DIOSCOREA VILLOSA

Origine

L'igname sauvage.

Symptômes caractéristiques

- Douleurs violentes (névralgies, colopathies) améliorées en se redressant en arrière.

Indication

- Accouchement « par les reins ».

DOLICHOS PRURIENS

Origine

Le mucuna pruriens ou pois velu.

Symptôme caractéristique

- Prurit intense aggravé la nuit et/ou par la chaleur au lit.

Indication

- Prurit avec ou sans éruption.

DORSALGIES (douleurs du dos)

Elles surviennent surtout dans la deuxième partie de la grossesse, du fait de la cambrure du dos pour rétablir l'équilibre.

Porter des chaussures confortables, talons « trotteurs » au maximum, faire des exercices de bascule du bassin et prendre :
Kalium carbonicum 9 CH, 5 granules matin et soir, et
Ruta graveolens 5 CH, 5 granules à midi.

Ces médicaments peuvent être associés, si nécessaire, à raison de 5 granules 2 fois par jour jusqu'à disparition des douleurs, aux médicaments suivants :
Bryonia alba 9 CH, si les douleurs sont améliorées par le repos absolu et la chaleur ;
Rhus toxicodendron 9 CH, en cas d'ankylose en début de journée, améliorée par le mouvement avec réapparition des douleurs à la fatigue ;
Arnica montana 9 CH, s'il y a des courbatures ;
Magnesia phosphorica 9 CH, si les douleurs sont améliorées en position fœtale (ou « chien de fusil »), par la pression et la chaleur sur la zone douloureuse.

DOSE DE GLOBULES

Voir **L'homéopathie en bref** page 14.

DOULEURS ARTICULAIRES (musculo-tendineuses)

Voir **Dorsalgies** (douleurs du dos), **Lombalgies** (douleurs au bas du dos), **Pubalgies** (douleurs du pubis), **Sacro-iliaque** (jonction sacrum bassin), **Sciatalgies** (sciatiques).

DOULEURS DES SEINS

Voir **Abcès du sein, Allaitement douloureux, Engorgement du sein, Lymphangite, Montée de lait.**

DOULEURS PELVO-ABDOMINALES ⚠

Des douleurs pelviennes et/ou abdominales intenses et de survenue brutale, accompagnées ou non d'une atteinte de l'état général, nécessitent une hospitalisation, quel que soit le stade de la grossesse.

Voir **Ballonnement abdominal, Congestion pelvienne, Constipation, Contractions utérines, Diarrhée, Dilatation du col.**

DYNAMISATION

Voir **L'homéopathie en bref** page 12.

ENGORGEMENT DU SEIN

Si, en période d'allaitement, le sein est très dur dans son ensemble et très douloureux au moindre mouvement, la femme devant le soutenir largement et fermement, faire des massages appuyés de l'extérieur du sein vers l'aréole, des douches chaudes sur le sein ou des applications de gant de toilette mouillé d'eau chaude et prendre :
Bryonia alba 9 CH, 5 granules toutes les heures, en espaçant suivant l'amélioration, qui doit survenir en moins de 12 heures, sinon consulter votre médecin accoucheur tout en continuant le traitement.

ÉPISIOTOMIE

C'est l'incision du périnée pratiquée, si nécessaire, au moment de l'expulsion de l'enfant pour éviter une déchirure. Elle est effectuée pendant une contraction, donc indolore.

Pour favoriser la cicatrisation, prendre :
Staphysagria 5 CH, 5 granules par jour pendant 15 jours.

En cas d'œdème de la vulve associé, prendre en plus :
Apis mellifica 15 CH, 5 granules toutes les 30 minutes, à espacer selon l'amélioration.

Après cicatrisation, faire des massages journaliers de la cicatrice avec :
Crème Cicaderma ® ou
Crème Madecassol ® jusqu'à amélioration, pour assouplir la cicatrice.

ÉPISTAXIS

Voir **Saignements de nez.**

ÉRÉTHISME CARDIAQUE ⚠

Voir **Palpitations.**

ÉRUCTATIONS

Voir **Aérophagie.**

EUGENIA JAMBOSA

Origine

Le jambosier, arbuste originaire de l'Inde.

Indication

• Acné à points blancs.

EXAMENS D'URINES

Il est important de surveiller soi-même ses urines du matin, tous les 15 jours tout au long de la grossesse, puis 1 fois par semaine au cours du 9e mois ou en cas de trouble urinaire.

Acheter en pharmacie :
Uritest ®, pour rechercher sucre, albumine, leucocytes, nitrites.

En présence d'albumine, prévenir le médecin accoucheur.
En présence de leucocytes et/ou de nitrites, il faut rechercher une infection, donc voir votre médecin homéopathe.
La présence de sucre est fréquente en fin de grossesse mais il faut en parler au médecin accoucheur, qui, seul, peut diagnostiquer une origine physiologique ou non.

EXCÈS DE LAIT

En cas d'excès de lait pendant l'allaitement, prendre :
Ricinus communis 30 CH, 5 granules 2 fois par jour.

Si ***Ricinius communis*** s'avère insuffisant ajouter éventuellement :
Lac caninum 30 CH, 5 granules tous les 2 jours.

Pensez aussi aux bébés ayant besoin de lait maternel et téléphonez au Lactarium pour le don de votre lait.

EXERCICES PHYSIQUES

Voir **Sport.**

FABRICATION DU MÉDICAMENT HOMÉOPATHIQUE

Voir **L'homéopathie en bref** page 11.

FATIGUE

Revoir son emploi du temps, se reposer, dormir davantage, se faire aider : tels sont les mots d'ordre contre la fatigue de la femme enceinte.

Pendant la grossesse, prendre jusqu'à amélioration :
Acidum phosphoricum composé, 5 granules 3 fois par jour, en cas de fatigue physique et nerveuse, ou
Kalium phosphoricum 9 CH, 5 granules matin et soir, en cas de fatigue physique.

Si vous préférez un complexe vitaminiques, prenez :
Bioptimum Grossesse ®, 2 comprimés après le petit-déjeuner et le dîner, que l'on peut continuer pendant toute la grossesse, ou
Sels calcaires nutritifs Weleda 1 et 2, 1/4 de cuiller à café de chaque par jour,

n° 1 le matin, n°2 le soir, pendant 6 semaines.

Si vous êtes une femme un peu déprimée, constipée, nauséeuse, avec des troubles circulatoires, fatiguée dès le matin et toute la journée, prenez :
***Sepia officinalis* 9 CH,** 5 granules au lever.

Si vous sortez d'une maladie, d'une infection ou si vous êtes épuisée, surtout si vous avez une tendance aux fissures buccales, aux crises d'herpès, en cas de fatigue, prenez :
***Natrum muriaticum* 15 CH,** 1 dose 3 fois par semaine pendant 1 semaine, 2 fois par semaine la 2e semaine, 1 fois par semaine les semaines suivantes.

Après l'accouchement, prendre systématiquement :
***China rubra* 9 CH,** 5 granules 2 fois par jour pendant 2 semaines ou pendant toute la durée de l'allaitement s'il a lieu, plus un des médicaments précédents si nécessaire.

En cas de fatigue dans la journée, particulièrement lourde au lever, due à des horaires perturbés, des réveils nocturnes (pleurs, tétée du bébé) et des difficultés à se rendormir, prendre :
***Cocculus indicus* 15 CH,** 5 granules matin et soir. Cela peut également être utile pour le père !

En cas de grande fatigue chez une femme qui allaite et a mal au dos, prendre :
***Silicea* 9 CH,** 5 granules par jour.

FAUSSE COUCHE ⚠

Fausse couche spontanée

Ne pas faire de traitement jusqu'au 3e mois. Il s'agit d'une anomalie chromosomique. Il faut prévenir votre médecin accoucheur et vous reposer pour ne pas augmenter le saignement.

Contre les douleurs éventuelles, prendre :
***Magnesia phosphorica* 9 CH,** 5 granules au rythme des douleurs, si elles sont améliorées par la position « en chien de fusil », la chaleur et la pression.

Si les douleurs sont semblables à des crampes violentes, prendre :
***Cuprum metallicum* 5 CH,** 5 granules au rythme des douleurs.

Après la fausse couche, prendre :
***China rubra* 9 CH** et
***Ferrum metallicum* 9 CH,** 5 granules de chaque 2 fois par jour pendant 1 mois.

En cas de syndrome dépressif causé par la fausse couche, prendre en plus :
***Sepia officinalis* 30 CH,** 5 granules par jour.

Fausses couches spontanées à répétition

Après bilan du couple pour vérifier s'il y a des problèmes d'antécédents d'infection génitale, d'ovulation et de sécrétions hormonales pertubées, consulter son médecin homéopathe pour un traitement de terrain et d'hormones diluées dynamisées. Il existe d'autres causes de fausses couches spontanées à répétition ne relevant pas du domaine de l'homéopathie.

Fausses couches provoquées

Voir **Interruption thérapeutique de grossesse, Interruption volontaire de grossesse.**

FAUX TRAVAIL

Le travail est la période de l'accouchement pendant laquelle les contractions utérines aboutissent à l'expulsion du fœtus. On parle de faux travail quand les contractions régulières du début de la dilatation du col s'arrêtent ou quand la dilatation ne progresse pas malgré des contractions utérines qui sont plus irrégulières en intensité et en fréquence.

Si les contractions utérines s'arrêtent, ne rien faire. S'il s'agit de contractions utérines irrégulières et sans effet sur la dilatation du col, alterner toutes les 15 minutes environ :
Ignatia amara 9 CH et
Caulophyllum 5 CH, 5 granules de chaque.

Soit tout le processus est stoppé et on arrête la prise de médicaments : il s'agissait d'un faux travail et on attendra la reprise de contractions régulières pour reprendre le traitement. Soit la régularisation va se faire, la dilatation va continuer régulièrement et le traitement sera suivi jusqu'à l'accouchement.

FÉCONDATION IN VITRO

Pendant la surveillance du protocole, prendre régulièrement son médicament contre l'**anxiété** (voir ce mot), 2 fois par jour.

Pour la réimplantation de l'œuf, prendre en partant de chez soi :
Ignatia amara 15 CH, 1 dose,
et au moment du déshabillage, pour favoriser la dilatation du col :
Magnesia phosphorica 9 CH, 1 dose.

FER

Certains médecins prescrivent systématiquement un complément en fer ; d'autres non.

Si les analyses sanguines ont permis de détecter une carence, prendre le fer prescrit et ajouter pendant ce même temps :
Ferrum metallicum 5 CH, 5 granules 2 fois par jour, qui permet son absorption (voir **Anémie**).

Parfois, le fer prescrit est mal supporté. Essayer alors pendant 2 mois ces comprimés, mieux assimilables :
Biofer ®, 2 comprimés par jour, ou
Spasmibiane ®, 1 comprimé par jour.

FERRUM METALLICUM

Origine
Le fer.

Symptômes caractéristiques
- Fatigue.
- Pâleur des muqueuses.
- Hypersensibilité au bruit.

Indication
- Complément du traitement par le fer des anémies.

FIÈVRE ⚠

En cas de fièvre, consulter son médecin homéopathe.

Il faut savoir qu'une femme enceinte a une température de base normale au réveil de 37° C au minimum, en l'absence de toute fièvre.

FISSURES (du mamelon)

Voir **Crevasses.**

FLATULENCE

Voir **Ballonnement.**

FLUOR

Le fluor (1 mg par jour) prescrit à la mère à partir du 5e mois de grossesse pour protéger les dents des enfants a été demandé par certains stomatologues. La prescription dépend du médecin accoucheur.

FLUORICUM ACIDUM

Origine

L'acide fluorhydrique.

Symptômes caractéristiques

- Déminéralisation.
- Relâchement du tissu fibroconjonctif.
- Induration de la peau avec prurit.

Indication

- Cicatrisation.

FORCEPS

Les forceps génèrent une traction et une pression sur les muscles du bassin et du périnée ; ils sont un facteur de courbatures.

Pour éviter ou soulager celles-ci, prendre systématiquement :
Arnica montana 9 CH, 5 granules matin et soir pendant les 2 semaines suivant l'accouchement.

FORMICA RUFA

Origine

La fourmi rouge.

Indication

- Urines troubles et malodorantes.

Surveiller avec ***Uritest*** **® les examens d'urines** (voir ce mot).

FORTIFIANTS

On les appelle aussi « compléments nutritionnels ». Certaines femmes préfèrent en prendre systématiquement ; d'autres pensent que leur **alimentation** (voir ce mot) équilibrée leur suffit.
Il existe de nombreux complexes vitaminiques pour la période de grossesse, que vous choisirez avec votre pharmacien.

Après l'accouchement, prendre :
Céréales germées 3 DH, 10 gouttes 3 fois par jour dans un peu d'eau pendant 1 mois.

FOURMILLEMENTS DES DOIGTS

Il s'agit :
- soit d'un syndrome du canal carpien, fréquent en cours de grossesse et disparaissant après l'accouchement,
- soit d'une compression nerveuse et artérielle au niveau de la 1re côte et de la clavicule, le plus souvent au 3e trimestre de la grossesse, améliorée après l'accouchement.

Cela peut nécessiter une position demi-assise pour dormir. Éviter les activités qui nécessitent de garder les bras en l'air.

Prendre jusqu'à disparition des symptômes :
***Aranea diadema* 5 CH,** 5 granules le soir, ou
***Bovista* 5 CH,** 5 granules 2 fois par jour s'il y a aussi, le matin, un gonflement des doigts ou plus généralisé, après avoir vérifié qu'à ces symptômes ne s'ajoutent pas l'albuminurie et l'hypertension (voir **Toxémie gravidique**).

S'il y a une tendance spasmophile, prendre :
***Magnesia phosphorica* 9 CH,** 5 granules matin et soir, et consulter son médecin homéopathe pour des médicaments de terrain personnalisés.

FUITES URINAIRES

Elles peuvent exister à la fin de la grossesse à cause de l'appui réalisé sur la vessie par l'utérus, qui a beaucoup augmenté de volume. C'est donc une pression mécanique : il n'y a pas grand chose à faire. Ne pas attendre que la vessie soit trop pleine et uriner régulièrement.

Voir **Incontinence urinaire d'effort.**

GASTRALGIE

Voir **Brûlures gastro-œsophagiennes.**

GASTRO-ENTÉRITE ⚠

En attendant de consulter, dès que possible dans les 24 heures, prendre:
***Nux vomica* 9 CH,** 5 granules toutes les 2 heures, en cas de vomissements qui soulagent les nausées, ou
***Ipeca* 5 CH,** 5 granules toutes les 2 heures, en cas de vomissements qui ne soulagent pas les nausées.
En cas de diarrhée sans fièvre ni vomissements, voir **Diarrhées.**

En cas de diarrhée, de vomissements et de malaises (intoxication alimentaire ou origine virale) : voir **Diarrhée, Intoxication alimentaire.**

GELSEMIUM SEMPERVIRENS

Origine
Le jasmin jaune de Caroline ou faux jasmin de Virginie.

Symptômes caractéristiques
• Anxiété d'anticipation avec obnubilation, tremblements.
• Céphalées occipitales.
• Fièvre avec céphalées et obnubilation.
• Impression que le cœur va s'arrêter si on ne bouge pas.
• Aggravation par de brutales mauvaises nouvelles.

Indications
• Trac, anxiété de l'accouchement avec sensation de fatigue, lenteur, obnubilation.

GENCIVES (saignements)

Voir **Saignement de gencives.**

GLONOINUM

Origine
La trinitrine.

Symptômes caractéristiques
• Congestion cérébrale violente avec

céphalées battantes, bouffées de chaleur, tachycardie et hypertension.

Indications

- Bouffées de chaleur.
- Céphalées battantes.

GONFLEMENT

Voir **Ballonnement abdominal, Œdème.**

GOUTTES

Voir **L'homéopathie en bref** page 13.

GRAPHITES

Origine

La plombagine ou mine de plomb.

Symptômes caractéristiques

- Lésions fissurées suintantes.
- Constipation avec hémorroïdes.

Indications

- Fissures suintantes.
- Vergetures.
- Cicatrisation chéloïde.

GRIPPE ⚠

Consulter votre médecin homéopathe.

En prévention :
***Oscillococcinum* ®,** 1 dose par semaine d'octobre à mars.
S'il existe un risque de contagion (grippe dans l'entourage) :
***Oscillococcinum* ®,** 1 dose chaque soir pendant la période de risque de contamination grippale.

Début d'état grippal
***Oscillococcinum* ®,** 1 dose dès que possible à répéter 3 fois toutes les 6 heures.
Dès les premiers symptômes, prendre :
***Paragrippe* ®,** 2 comprimés par heure,
ou
***Homéogrippe* ®,** 1 comprimé par heure,
ou
***L52* ®,** 20 gouttes toutes les 2 heures, ou
***Infludo* ®,** 5 gouttes toutes les heures dans un peu d'eau tiède.

GYMNASTIQUE

Voir **Sport.**

GROSSESSE

C'est un état physiologique qui instaure un nouvel équilibre du fait de l'augmentation considérable des sécrétions hormonales, en particulier les hormones ovariennes puis placentaires, et de l'augmentation de la masse sanguine.
La grossesse nécessite de bonnes règles d'**hygiène de vie** (voir ce mot) et un minimum de solide bon sens. Du fait de ce nouvel équilibre, elle peut comporter quelques troubles, traités au long de cet ouvrage. Les pathologies éventuelles doivent être suivies par votre médecin accoucheur et/ou votre médecin homéopathe.

• H • I • J • K • L •

HAMAMELIS

Origine

L'hamamélis de Virginie, arbre d'Amérique du Nord à action veinotonique.

Indications

• Varices.
• Hémorroïdes.
• Saignements des gencives.
• Rougeur oculaire après avoir mal (et trop) poussé pour un accouchement.

HAMAMELIS COMPOSÉ

Origine

Complexe de différentes souches homéopathiques à action veinotonique.

Indications

• Troubles circulatoires veineux.
• Jambes lourdes.

HAUTEURS DE DILUTIONS

Voir **L'homéopathie en bref** page 12.

HELONIAS DIOICA

Origine

La fausse unicorne.

Indication

• Leucorrhée comme du lait caillé avec démangeaisons et brûlures, le plus souvent par mycose.

HÉMATURIE (sang dans les urines) ⚠

Voir votre médecin homéopathe.

HÉMORRAGIE UTÉRINE ⚠

Voir votre médecin accoucheur en urgence. Si l'examen est normal, il s'agit de petites pertes de sang : voir **Saignements d'utérus.**

HÉMORROÏDES

Elles sont fréquentes en cours de grossesse et après l'accouchement.

D'emblée, prendre :
Aesculus composé, 5 granules 3 fois par jour.
Aesculus composé, 1 suppositoire matin et soir
Aesculus composé, pommade en onction anale après chaque selle.

Pour une crise aiguë particulièrement douloureuse, alterner jusqu'à amélioration :
Lachesis muta 9 CH,
Muriaticum acidum 9 CH et
Arnica montana 9 CH, 5 granules de chaque médicament toutes les heures.

Il existe d'autres médicaments en fonction de symptômes particuliers et de nombreux médicaments de terrain, que votre médecin homéopathe vous prescrira si nécessaire.

HEPAR SULFUR

Mélange de fleur de soufre purifiée et de calcaire d'huître.

Symptômes caractéristiques

• Hyperesthésie douloureuse.
• Douleurs comme « par une écharde » au niveau des inflammations locales.
• Transpiration malodorante.

• Tendance aux inflammations et infections.

Indications

• Infections.
• Acné.

HERPÈS

Il peut être buccal ou génital, ce qui est plus gênant en cas de crise lors de l'accouchement. Le signaler absolument à votre médecin accoucheur. Il existe des traitements de fond que votre médecin homéopathe vous prescrira.

Dès que vous sentez arriver une crise, avant l'éruption (picotements, tiraillements, brûlures toujours au même endroit, vous en avez l'habitude), prendre :
Rhus toxicodendron 15 CH, 5 granules toutes les heures en espaçant selon l'amélioration.

HISTOIRE DE L'HOMÉOPATHIE

Voir **L'homéopathie en bref** page 10.

HOMÉOPATHIE

Voir **L'homéopathie en bref** page 14.

HÔPITAL

Voir **Soins pré-opératoires** et **Soins post-opératoires**

HOQUET

Le hoquet peut survenir après un repas trop hâtif ou en cas de perturbation, à la suite de contrariétés, ressenties de façon plus profonde en cours de grossesse.

Prendre :
Nux vomica 5 CH, 5 granules avant les repas, si vous mangez trop et/ou trop vite ;
Ignatia amara 15 CH, 5 granules avant les repas, dans un contexte de nervosité, de contrariétés, d'émotions, avec bâillements et sensation de boule dans la gorge ;
Cuprum metallicum 9 CH, 5 granules matin et soir, en l'absence de contexte spécifique.

En cas de crises de hoquet continu (après chirurgie en particulier), prendre :
Cuprum metallicum 5 CH et
Hyoscyamus niger 9 CH, 5 granules de chaque, en alternance toutes les 5 minutes jusqu'à cessation.

En cas de persistance du hoquet, consultez votre médecin homéopathe.

HYDRASTIS CANADENSIS

Origine

L'hydrastis, plante herbacée du Canada.

Symptômes caractéristiques

• Sécrétions jaunes épaisses.
• Constipation.
• Nausées.
• Amaigrissement.

Indication

• Constipation.

HYGIÈNE DE VIE

Faire surveiller régulièrement sa dentition. Éviter les poids lourds à porter ou à traîner, les gros travaux tels que la peinture, la réfection d'appartement ou le déménagement : c'est une manie en cours de grossesse !
Voir **Alcool, Alimentation, Soleil, Sommeil, Sport, Tabac, Voyage.**

HYOSCYAMUS NIGER

Origine
La jusquiame.

Symptômes caractéristiques
- Tremblements.
- Spasmes.
- Délire verbal.

Indications
- Cauchemars chez une femme nerveuse.
- Hoquet.

HYPERICUM PERFORATUM

Origine
Le millepertuis.

Symptômes caractéristiques
- Douleurs fulgurantes des terminaisons nerveuses.
- Névralgies fulgurantes.

Indications
- Suites douloureuses de la péridurale.
- Sciatiques.

HYPERSALIVATION

Elle est relativement fréquente en cours de grossesse.

Si la salive est visqueuse comme du blanc d'œuf chez une femme nauséeuse, transpirant beaucoup, prendre jusqu'à disparition des symptômes :
***Jaborandi* 9 CH,** 5 granules 3 fois par jour.

Chez une femme en proie à de violentes nausées et des douleurs coliques, si la langue est rose et qu'il n'y a pas de soif, prendre jusqu'à disparition des symptômes :
***Ipeca* 9 CH,** 5 granules 3 fois par jour.

Si la langue est jaunâtre, l'haleine fétide, avec un râclement constant de la gorge à cause de mucosités abondantes (sensation d'échardes dans la gorge), prendre jusqu'à disparition des symptômes :
***Nitricum acidum* 9 CH,** 5 granules 3 fois par jour.

Si la salive est visqueuse, l'haleine fétide, la langue épaisse, flasque, gardant l'empreinte des dents quand on la « mord », avec une soif intense, prendre jusqu'à disparition des symptômes :
***Mercurius solubilis* 9 CH,** 5 granules 3 fois par jour.

HYPERTENSION ARTÉRIELLE ⚠

À faire suivre impérativement par votre médecin accoucheur à cause des risques de conséquences sur la grossesse et par votre médecin homéopathe, qui peut prescrire un traitement complémentaire à celui de l'accoucheur.
Vérifier l'absence d'albuminurie et d'œdèmes.

HYPOTENSION ARTÉRIELLE

Fréquente chez la femme enceinte. Attention à ne pas se redresser brusquement et se lever du lit en roulant sur le côté, sinon risque de **vertiges** (voir ce mot).

IGNATIA AMARA

Origine

La fève de Saint-Ignace.

Symptômes caractéristiques

- Spasmes douloureux, sensation de boule dans la gorge.
- Tous les symptômes sont déclenchés ou aggravés par une émotion, des odeurs, des excitants.
- Tous les symptômes sont améliorés ou disparaissent grâce à la distraction.

Indications

- Anxiété correspondant aux caractéristiques.
- Suite de deuil.
- Hoquet.

IMPRÉGNATION

Voir **L'homéopathie en bref** page 13.

INCONTINENCE URINAIRE D'EFFORT

Elle se produit après l'accouchement et peut persister après le retour de couches. Dans l'immédiat, après l'accouchement, la sage-femme propose l'exercice du « stop-pipi » (une seule fois par miction, mais on peut répéter le mouvement en dehors des mictions). La meilleure indication (sauf cas importants où une solution chirurgicale doit être envisagée) est la rééducation musculaire du périnée prescrite à la consultation de suites de couches.

Pour l'aide à cette rééducation, essayer pendant 2 mois :
Sepia Complexe n°20, 15 gouttes matin et soir, ou bien
Sepia officinalis 9 CH, 5 granules par jour sauf le dimanche, et
Calcarea fluorica 15 CH, 1 dose le dimanche.

INFECTION URINAIRE ⚠

Voir **Cystite.**

INSOMNIE

Si l'insomnie est due à une excitation joyeuse (annonce de la grossesse, 1re échographie...), prendre :
Coffea tosta 15 CH, 5 granules au coucher ou en constatant l'insomnie.

Il existe plusieurs médicaments efficaces dans ce contexte de déséquilibre neurovégétatif créé par le nouvel état hormonal.

Dans un contexte d'anxiété, prendre :
Sedatif PC ®, 2 comprimés à sucer au dîner et au coucher.

Troubles du sommeil :
Passiflora composé, 5 granules 3 fois par jour, dont 1 fois au coucher. En reprendre en cas de réveil.

Insomnie à la montagne :
Coca 9 CH, 5 granules 3 fois par jour, dont une fois au coucher.

Réveil avant l'aurore chez une femme au caractère autoritaire qui travaille avec beaucoup de responsabilités et qui se rendormirait volontiers lorsque le réveil sonne :
Nux vomica 15 CH, 5 granules au coucher.

Insomnie à la suite de veilles, réveils nocturnes et perturbation du sommeil :
Cocculus indicus 15 CH, 5 granules au coucher (pour le père aussi !).

Insomnie en fin de grossesse : si elle est consécutive au problème de volume et d'inconfort dans le lit, il y a peu de solutions. Essayez d'être le plus à l'aise possible… Si elle est liée à l'appréhension de l'accouchement, prendre 1 h avant le coucher 5 granules d'un médicament d'**anxiété** (voir ce mot) puis, au coucher, l'un des médicaments ci-dessus, selon le contexte.

INSUFFISANCE DE LAIT

Si vous manquez de lait pendant l'allaitement, ne vous affolez pas ! Cela n'arrangerait rien. Prendre :
Ricinus communis 5 CH, 5 granules 1 fois par jour pour commencer, 2 fois si c'est nécessaire. Arrêter la prise dès amélioration.
Penser à un médicament de **fatigue** ou d'**anxiété** (voir ces mots) si nécessaire.

INTERRUPTION THÉRAPEUTIQUE DE GROSSESSE

Cet événement se situe le plus souvent dans un contexte d'angoisse, de culpabilité (« *c'est à cause de moi que rien n'est normal* »), de révolte ou de deuil.
Prendre dès l'annonce de l'intervention, chaque jour et le jour de l'interruption, 1 dose d'un médicament d'angoisse :
Lachesis muta 15 CH, médicament de deuil qui peut être remplacé par
Ignatia amara 15 CH, si les troubles anxieux correspondent à ce médicament (voir **Anxiété**).

Dès le début des contractions utérines, prendre :
Caulophyllum 5 CH, 5 granules toutes les 15 minutes jusqu'à l'expulsion.

Voir **Dilatation du col.**

INTERRUPTION VOLONTAIRE DE GROSSESSE

C'est une décision souvent difficile à prendre, qui entraîne un sentiment de culpabilité et/ou d'**anxiété** (voir ce mot).

Si l'I.V.G. se pratique par aspiration, prendre :
Ignatia amara 9 CH, 5 granules la veille, 5 autres avant de se rendre au rendez-

vous, et 5 encore en arrivant.
Au moment du déshabillage, prendre : ***Magnesia phosphorica 9 CH,*** 1 dose.

Pour les I.V.G. médicamenteuses, ne prendre que votre médicament d'**anxiété** (voir ce mot).

INTERVENTION CHIRURGICALE

Voir **Soins pré-opératoires, Soins post-opératoires.**

IPECA

Origine

L'ipecacuanha de Matto Grosso, arbuste brésilien.

Symptômes caractéristiques

• Nausées avec vomissements qui ne soulagent pas.
• Langue propre (non chargée) et absence de soif.
• Salivation excessive.
• Toux spasmodique.

Indications

• Hypersalivation.
• Vomissements.

IRIS VERSICOLOR

Origine

Le glaïeul bleu des États-Unis et du Canada.

Indications

• Pyrosis.
• Nausées avec migraines.
• Vomissements.

JABORANDI

Origine

Le pilocarpus jaborandi, plante brésilienne.

Indication

• Hyper salivation.

JAMBES (douleurs des)

Voir **Varices.**

KALIUM BROMATUM

Origine

Le bromure de potassium.

Indication

• Acné.

KALIUM CARBONICUM

Origine

Le carbonate dipotassique.

Symptômes caractéristiques

• Éructations avec sensation de compression thoracique.
• Difficultés respiratoires surtout nocturnes.
• Douleurs articulaires avec sensation de faiblesse.

Indications

• Aérophagie.
• Ballonnement abdominal.
• Dorsalgies, lombalgies.

KALIUM PHOSPHORICUM

Origine

Le phosphate dipotassique.

Symptômes caractéristiques

- Épuisement.
- Aggravation par le travail intellectuel.
- Amélioration par les émotions joyeuses.

Indication

- Fatigue.

KORSAKOVIENNE

Voir **L'homéopathie en bref** page 12.

KREOSOTUM

Origine

La créosote officinale, distillation du goudron du hêtre.

Symptômes caractéristiques

- Sensation de brûlures améliorée par la chaleur.
- Grande faiblesse.

LAIT MATERNEL

Le lait maternel est l'aliment de choix pour le nouveau-né. Le colostrum, sécrété au début de la lactation, est épais et jaune, puis devient plus fluide. Il est riche en graisses et en sucres, et permet au bébé d'entamer sa croissance. Puis apparaît le lait mature, blanc bleuté, changeant de composition au cours de la journée et même de la tétée. Il constitue un aliment complet, équilibré, facile à digérer, riche en anticorps maternels qui protègent le bébé des infections. Il favorise l'absorption intestinale des lipides et des vitamines. De plus, le lait maternel développe le goût du bébé : en effet, les variations dans l'alimentation de la mère font également varier le goût du lait. Le bébé apprécie, d'ailleurs, différemment ces goûts variés. En revanche, les substances nocives peuvent également passer dans le lait : alcool, nicotine du tabac, certains médicaments, le thé ou le café quand ils sont consommés à l'excès.

Il est compréhensible qu'on hésite à prendre la décision d'allaiter, notamment quand on pense à la reprise du travail. Bien sûr, l'idéal serait de prendre un congé sans solde pour profiter pleinement de votre bébé. Mais vous pouvez tout à fait aussi conserver les tétées du matin et du soir en ayant repris votre travail. Ce compromis peut permettre de vous déculpabiliser et de renforcer votre relation mère/enfant ainsi que votre plaisir à vous retrouver. Cependant, devant cette décision – allaiter ou pas – suivez votre désir. Ne vous laissez pas influencer par votre entourage familial ou médical si vous n'avez aucune envie d'allaiter votre bébé. Vous n'êtes pas une mauvaise mère pour autant et la relation mère/enfant existe aussi dans l'alimentation au biberon. La relation qui s'établit à ce moment-là est tout autant source de tendresse et d'amour. De plus, cette relation de tendresse peut également s'établir avec le père lorsqu'il prend le relais pour donner le biberon à son bébé.

Indications
• Pyrosis.
• Vomissements brûlants.

LAC CANINUM

Origine
Le lait de chienne.

Symptômes caractéristiques
• Gonflement douloureux des seins.
• Toutes les douleurs alternant d'un côté à l'autre du corps.
• Syndrome prémenstruel.

Indication
• Douleurs des seins avec gonflement.

LACHESIS MUTA

Origine
Le venin de lachésis, serpent d'Amérique centrale et du Sud.

Symptômes caractéristiques
• Hypersensibilité au contact.
• Intolérance aux vêtements serrés.
• Troubles circulatoires : bouffées de chaleur, ecchymoses spontanées, hypertension.
• Céphalées congestives battantes.
• Suffocation en s'endormant.
• Alternance d'excitation et de dépression.

Indications
• Bouffées de chaleur.
• Troubles circulatoires, hémorroïdes, « bleus » spontanés.
• Cauchemars.
• Troubles dépressifs consécutifs à un deuil.
• Céphalées améliorées par un saignement de nez.

LACTATION

Voir **Allaitement.**

LEUCORRHÉES (pertes blanches d'origine vaginale) ⚠

Il y a le plus souvent augmentation des pertes blanches physiologiques pendant la grossesse par augmentation des sécrétions hormonales agissant aussi au niveau du vagin.
Ne s'inquiéter que si ces pertes deviennent très abondantes, foncées et/ou irritantes. Consulter le médecin accoucheur, qui fera un prélèvement et donnera un traitement. Celui-ci pourra être complété par le médecin homéopathe, notamment par un traitement de terrain.
S'inquiéter également devant un écoulement permanent d'un liquide incolore ou opalescent, accentué par les changements de position et les contractions utérines (à distinguer d'une perte d'urine, souvent à l'effort, se tarissant immédiatement, de couleur plus jaune et d'odeur caractéristique). Il peut s'agir d'une rupture des membranes protégeant le fœtus, avec issue de liquide amniotique. Il faut alors consulter très rapidement son médecin accoucheur.

Voir le chapitre spécial concernant les problèmes de **Mycose vulvovaginale.**

LILIUM TIGRINUM

Origine
Le lis tigré.

Symptômes caractéristiques

• Sensation de pesanteur du bas-ventre, de pression dans la vessie.

• Palpitations et défaillance par la station debout prolongée, aggravées dans une pièce chaude.

Indication

• Malaise et vertige en restant debout longtemps dans un espace confiné et chaud.

LIMITES DE L'HOMÉOPATHIE

Voir **L'homéopathie en bref** page 14.

LIPOTHYMIE

Voir **Malaise.**

LOCHIES (pertes sanglantes après l'accouchement)

Elles désignent les pertes d'origine utérine s'écoulant par le vagin, qui suivent l'accouchement. Elles sont constituées de débris de muqueuse utérine (caduque) et de sang. Cela peut durer, en diminuant progressivement, puis elles deviennent rosées vers la fin de la 1re semaine. Vers le 15e jour après l'accouchement, elles peuvent devenir plus abondantes et sanglantes pendant 4 à 5 jours : c'est ce que l'on appelle « le petit retour de couches », qui n'a rien à voir avec une reprise de cycles normaux et réguliers.
Si ces pertes deviennent nauséabondes et/ou sont accompagnées de douleurs pelviennes sourdes, consulter le médecin accoucheur pour examen et traitement.

Prendre en plus :
Pyrogenium 9 CH, 5 granules par jour jusqu'à disparition des troubles, et
Mercurius solubilis 9 CH, 2 doses à semaine d'intervalle.

LOMBALGIES

Les douleurs lombaires sont fréquentes en cours de grossesse du fait du changement de la statique vertébrale entraînée par le développement abdominal.

Prendre jusqu'à disparition des douleurs :
Kalium carbonicum 9 CH, 5 granules matin et soir, et
Ruta graveolens 5 CH, 5 granules à midi.

D'autres médicaments sont possibles en fonction du caractère des douleurs. Voir les médicaments des **Dorsalgies.**

LOURDEUR DES JAMBES (sensation de...)

Le système veineux est modifié par l'imprégnation hormonale de la grossesse. On constate fréquemment une dilatation veineuse, des varices ou de simples varicosités plus ou moins douloureuses, avec sensation de brûlures ou de poids – les femmes parlent souvent de sensation de lourdeur avec fatigue.
Voir **Varices.**

LYCOPODIUM CLAVATUM

Origine

La patte de loup, plante herbacée dont on utilise les spores.

Symptôme caractéristique

• Très grand médicament de nombreux troubles digestifs, métaboliques et circulatoires, d'irritabilité et d'allergie.

Indication

• Ballonnement à prédominance sous ombilicale chez une affamée vite rassasiée.

LYMPHANGITE ⚠

C'est une infection remontant le long des vaisseaux lymphatiques, isolée ou à la suite d'une infection locale (abcès du sein par exemple), qui se traduit par une traînée rouge, chaude, douloureuse, superficielle, partant vers l'aisselle, où se forment des ganglions douloureux.

En plus du traitement de l'abcès, prendre : ***Rana bufo 5 CH,*** 5 granules toutes les 4 heures jusqu'à disparition de la lymphangite.

Si les symptômes ne sont pas améliorés en 24 heures, prévenir le médecin accoucheur.
S'il y a abcès du sein associé, tirer le lait et le jeter.

• M • N • O • P • Q •

MAGNESIA PHOSPHORICA

Origine

Le phosphate de magnésie.

Symptômes caractéristiques

• Douleurs vives à début et fin brusques.
• Toutes les douleurs sont améliorées en se penchant en avant « en chien de fusil », par la chaleur et la pression.

Indications

• Contractions utérines.
• Diarrhées douloureuses dont les douleurs sont caractéristiques.
• Tous types de douleurs correspondant à la description ci-dessus.

MALAISE (lipothymie)

Les malaises sont dus le plus souvent à l'hypotension artérielle liée à la grossesse et aggravés en cas de fatigue.
Essayer d'obtenir des horaires de travail aménagés pour éviter les cohues des heures de pointe.

En cas de peur de l'enfermement, notamment dans le métro, prendre :
Lachesis muta 15 CH, 5 granules le matin.

En cas de peur de la foule, prendre :
Aconitum napellus 15 CH, 5 granules en partant de chez soi, à renouveler si nécessaire.

En cas de peur des grands espaces (agoraphobie), prendre :
Argentum nitricum 15 CH, 5 granules avant de sortir, à renouveler si nécessaire.

En cas d'appréhension des grandes surfaces et de la foule avec hyperexcitation, prendre :
Moschus 15 CH, 5 granules avant de s'y rendre et au moment du malaise.

MASQUE DE GROSSESSE

Fréquent chez les femmes enceintes, il se manifeste par des plaques pigmentées surgissant de façon irrégulière sur le front, le nez, la lèvre supérieure, le menton ou les joues. Comme les autres manifestations hormonales, il disparaîtra lentement au fil des mois qui suivent l'accouchement. L'exposition au soleil l'accentue énormément : à éviter. Mettre une crème « écran total » sur le visage.

Essayer :
Sepia officinalis 5 CH, 5 granules par jour pendant la période de risque d'exposition solaire.

Si vous avez déjà d'autres raisons de prendre ***Sepia officinalis*** en ***9 CH*** ou ***15 CH*** pour des symptômes associés tels que constipation, troubles vasculaires ou dépression, il n'est pas nécessaire de prendre en plus ***Sepia officinalis 5 CH.***

MAUX DE TÊTE

Éviter l'aspirine pendant la grossesse et **ne pas prendre *Cephyl*®,** qui contient maintenant trop d'aspirine pour être pris pendant la grossesse.

S'il s'agit d'un mal de tête banal, prendre :
***Phapax*®,** 20 gouttes dans un peu d'eau, à renouveler au bout d'une heure, 4 fois par jour si la douleur n'a pas disparu.

En cas de migraines ophtalmiques, avec troubles de la vue (impression de mouches, zigzags, éclairs et vertiges), prendre :
Cyclamen 9 CH, 5 granules toutes les 30 minutes, puis espacer et arrêter à la fin de la douleur.

En cas d'éblouissement précédant la migraine, accompagné de nausées et de vomissements, prendre :
***Iris versicolor* 9 CH,** 5 granules, à renouveler si nécessaire pendant la crise.

En cas de céphalées avec rougeur congestive, douleur battante et sueurs, prendre :
***Belladonna* 9 CH,** 5 granules, à renouveler également.

En cas de céphalées après un « bon repas », prendre :
***Nux vomica* 9 CH,** 5 granules, à renouveler si nécessaire.

Il existe de nombreux autres médicaments à choisir en fonction d'autres symptômes caractéristiques les accompagnant, que votre médecin homéopathe choisira, par exemple :
***Sepia officinalis*,** en cas de troubles digestifs et veineux associés, accompagnés de fatigue ;
***Lachesis muta*,** en cas de bouffées de chaleur et d'intolérance à la chaleur (migraines gauches) ;
***Lycopodium clavatum*,** en cas de migraine droite en ayant faim ou en ayant sauté un repas ;
***Pulsatilla*,** chez une indécise ayant besoin d'être cajolée, souffrant de troubles circulatoires et présentant des céphalées à la suite d'un repas gras.

La hauteur de dilution de ces médicaments sera de 9 à 15 CH, de prescription journalière à hebdomadaire suivant l'importance des symptômes et la décision de votre médecin homéopathe.

MÉDECIN HOMÉOPATHE

Voir **L'homéopathie en bref** page 15.

MELILOTUS OFFICINALIS

Origine

Le mélilot.

Symptômes caractéristiques

- Bouffées de chaleur.
- Céphalées congestives avec rougeur intense du visage et impression subjective que le sang va jaillir par le nez, les yeux ou les oreilles.
- Amélioration par un saignement de nez (ou les règles).

Indication

- Céphalées congestives battantes, améliorées par le saignement de nez.

MENACE D'ACCOUCHEMENT PRÉMATURÉ ⚠

Il s'agit de contractions utérines avec douleurs abdominales ou lombaires, rythmées, plus ou moins régulières, avec durcissement intermittent de l'utérus.
Voir votre médecin accoucheur et vous faire suivre par lui. Votre médecin homéopathe peut également apporter une aide.

MERCURIUS CORROSIVUS

Origine

Le chlorure mercurique.

Symptômes caractéristiques

- Ulcérations des muqueuses avec saignement.
- Douleurs brûlantes importantes.

Indication

- Cystite infectieuse.

MERCURIUS SOLUBILIS

Origine

Le mercure soluble.

Symptômes caractéristiques

• Haleine fétide.

• Tendance aux inflammations, suppurations et infections.

Indications

• Hypersalivation visqueuse avec mauvaise haleine et soif intense.

• Infections du post-partum (voir **Lochies**).

MÉTRORRAGIES ⚠

Voir **Saignements (utérins).**

MILLEFOLIUM

Origine

Le millefeuille ou « saigne-nez ».

Indication

• Hémorragie.

MONTÉES DE LAIT DOULOUREUSES

Ce qu'on appelle « montée de lait » correspond en fait à une tension et une augmentation de volume des seins quelques jours après l'accouchement, dues à l'augmentation de l'afflux de sang en vue de la lactation, et non pas à des seins « débordants de lait ». Il ne sert donc à rien de les presser, cela risque d'être encore plus douloureux : faire téter le bébé plus souvent, masser doucement et appliquer un gant d'eau chaude.

En cas de douleurs jugées insupportables, on peut prendre :
Apis mellifica 15 CH et
Bryonia alba 9 CH, 5 granules de chaque en alternance toutes les 2 heures.
Cela agira aussi sur les pics fébriles éventuels pouvant accompagner les poussées congestives des premiers jours. Mais attention, cela risque aussi de diminuer la lactation.

MOSCHUS

Origine

La glande à musc du chevrotain.

Symptômes caractéristiques

• Excitation nerveuse.

• Tendance aux syncopes.

* Aggravation en public.

Indication

• Anxiété avec réactions exagérées et « théâtrales ».

MURIATICUM ACIDUM

Origine

L'acide chlorhydrique concentré.

Indication

• Hémorroïdes gonflées, bleues, extrêmement sensibles et même douloureuses au toucher.

MYCOSES VULVAIRE ET VAGINALE

Ces mycoses sont très fréquentes en cours de grossesse et la plupart des ovules antimycosiques sont déconseillés à cette période. De plus, ils n'empêchent pas les récidives.

Éviter la macération et les vêtements serrés. Porter des sous-vêtements en coton.

Procéder à une toilette avec, par exemple :
***Saforelle*®, **quelques gouttes dans le creux de la main, à diluer avec un peu d'eau, et
**Crème *Saforelle*®, **en onctions vulvaires en cas d'échauffement.

Si les pertes sont irritantes, épaisses comme du lait caillé, prendre :
***Helonias dioica* 5 CH,** 5 granules 4 fois par jour jusqu'à amélioration.

Si les pertes ne sont pas aussi caractéristiques ou absentes mais si la sensation de brûlure est importante (et calmée par des applications froides), avec ou sans œdème, prendre :
***Apis mellifica* 15 CH,** 5 granules à répéter souvent au début (toutes les 20 minutes), puis espacer selon l'amélioration.

Dans tous les cas, entreprendre un traitement de fond avec :
***Candida albicans* 15 CH,** 1 dose le dimanche pendant la durée de la grossesse, à ne prendre que toutes les 4 semaines en l'absence de récidives, ainsi qu'un traitement de terrain choisi par votre médecin homéopathe. Ce sera souvent :
***Sepia officinalis* 15 CH,** 1 dose chaque mercredi, puis toutes les 2 semaines en l'absence de récidives pendant la grossesse.

NATRUM MURIATICUM

Origine

Le sel marin.

Symptômes caractéristiques

- Spasmophilie, fourmillements.
- Soif, désir ou au contraire dégoût de sel.
- Troubles de l'appétit.
- Intolérance au soleil et au bord de mer.

Indications

- Acné.
- Herpès.
- Urticaire au soleil aggravé par l'effort (sport) au soleil.
- Fatigue intense.
- Dépression.

NATRUM SULFURICUM

Origine

Le sulfate de sodium.

Symptômes caractéristiques

- Raidissement articulaire.
- Expectoration O.R.L. ou bronchique.
- Diarrhées jaillissantes le matin après le petit déjeuner.
- Desquamation des pieds et des mains.
- États dépressifs.
- Tous les symptômes sont aggravés à l'humidité.

Indications

- Œdème.
- Douleurs post-péridurales.

NAUSÉES, VOMISSEMENTS

Il existe de nombreux médicaments. En cours de grossesse, voici ceux qu'on retrouve le plus souvent.

De façon générale, prendre avant de se lever le matin :
***Sepia officinalis* 9 CH,** 5 granules, qui agit sur la fatigue et les nausées.
Demander à vos proches de vous apporter le petit déjeuner au lit. Puis, prendre au rythme des nausées :
***Tabacum composé*,** 2 comprimés à sucer ou 5 granules.

Les nausées peuvent être plus importantes, accompagnées de vomissements, avec des troubles caractéristiques. Tout en gardant ***Sepia officinalis* 9 CH** le matin, compléter par l'un des médicaments suivants, selon les symptômes :

***Cocculus indicus* 9 CH,** 5 granules au rythme des nausées si elles sont aggravées par les odeurs, le manque de sommeil, la nourriture, améliorées par la chaleur confinée, accompagnées de vertiges, migraines, pâleur, anxiété, fatigue et bâillements.

***Tabacum* 9 CH,** 5 granules au rythme des nausées si elles sont aggravées au moindre mouvement, améliorées par le grand air, accompagnées de pâleur, sueurs froides, palpitations, vertiges, faiblesse et malaises.

***Ipeca* 9 CH,** 5 granules au rythme des nausées en cas de vomissements fréquents, muqueux, avec pâleur, hypotension, ralentissement cardiaque, sueurs. Les nausées sont aggravées par les mouvements, non calmées par les vomissements. On note une hypersalivation, une absence de soif (même si la femme a soif habituellement), une langue propre (non chargée).

***Ignatia amara* 15 CH,** 5 granules matin et soir, peut être associé à l'un des médicaments précédents, chez une femme nerveuse, angoissée, sujette aux spasmes variés, aggravant ses troubles en pensant trop, les diminuant en étant distraite par ce qui l'intéresse.

Si les vomissements sont importants, résistants aux traitements, avec mauvais état général, consulter votre médecin homéopathe, voire votre médecin accoucheur.

NERVOSISME

Voir **Anxiété.**

NITRICUM ACIDUM

Origine

L'acide nitrique.

Symptômes caractéristiques

- Coupures ou fissures à fond saignant et contour net.
- Douleurs piquantes comme des échardes.
- Formation de polypes.

Indications

- Crevasses correspondant à la description ci-dessus.
- Sensation d'échardes dans la gorge.
- Hypersalivation.

NUX MOSCHATA

Origine

La noix muscade.

Symptômes caractéristiques

- Somnolence irrésistible diurne.
- Humeur instable.
- Confusion des idées, perte de mémoire.

• Extrême sécheresse de la bouche, sans soif.

Indications

• Aérophagie.
• Hypersomnie du début de la grossesse.

NUX VOMICA

Origine

La noix vomique.

Symptômes caractéristiques

• Sensibilité au froid.
• Intolérance aux bruits.
• Troubles digestifs et somnolence après les repas, améliorés par une courte sieste.
• Mauvais réveil.
• Désir d'excitants.

Indications

• Aérophagie.
• Ballonnement.
• Hoquet.
• Dyspepsie, constipation, vomissements.
• Troubles du sommeil.
• Lumbago.

NUX VOMICA COMPOSÉ

Origine

Complexe de différentes souches homéopathiques à action digestive.

Indication

• Troubles dyspeptiques d'origine gastrique.

OBÉSITÉ

Voir **Prise de poids.**

ŒDÈME ⚠

Il s'agit d'un gonflement des tissus superficiels, soit localisé (visage, doigts...), soit plus étendu. Vérifier la tension artérielle et la présence ou non d'albumine dans les urines. Si la tension est élevée avec ou sans albuminurie, voir en urgence le médecin accoucheur.

En l'absence totale de ces symptômes de gravité, après consultation avec le médecin accoucheur, prendre l'un des médicaments suivants jusqu'à disparition des gonflements.

Bovista 5 CH, 5 granules matin et soir, si les doigts sont gonflés le matin (souvent après des fourmillements nocturnes des bras et des mains) ou si le visage est gonflé.

Natrum muriaticum 9 CH, 5 granules par jour, chez une femme fatiguée présentant un œdème localisé des paupières, des doigts, des chevilles.

Natrum sulfuricum 9 CH et ***15 CH*** ainsi que ***Thuya occidentalis 9 CH*** et ***15 CH*** sont des médicaments d'infiltration cellulitique des tissus, mais n'en prendre que sur prescription du médecin homéopathe, qui choisira la hauteur de dilution.

Œdème de la vulve après accouchement prendre :
Apis mellifica 15 CH, 5 granules à répéter toutes les 20 minutes, puis espacer selon l'amélioration.
Œdème des chevilles avec troubles circulatoires : voir **Varices.**

OLIGOÉLÉMENTS

Il ne s'agit pas de médicaments homéopathiques mais de différents éléments minéraux en faible concentration servant de catalyseurs dans l'équilibre biologique général.

OPIUM

Origine

Le pavot somnifère.

Symptômes caractéristiques

- Obnubilation, abrutissement.
- Constipation indolore par atonie.

Indication

- Constipation indolore.

PALPITATIONS (ou éréthisme cardiaque) ⚠

C'est la perception désagréable, sur un cœur sain, des battements cardiaques réguliers ou non, parfois rapides, au cours du déséquilibre neurovégétatif de début de grossesse. Il faut en parler au médecin accoucheur, surtout si cela survient en fin de grossesse.

Prendre :
Biocarde ®, 15 gouttes 3 fois par jour.

En cas de palpitations, prendre 5 granules des médicaments suivants et renouveler la prise si nécessaire :
Aconitum napellus 9 CH, après une peur ;
Ignatia amara 9 CH, après une émotion forte ;
Arnica montana 15 CH, après un exercice physique trop important (à éviter).

PASSIFLORA COMPOSÉ

Origine

Complexe de différentes souches homéopathiques à action sédative.

Indication

- Insomnie, nervosité.

PEAU

Voir **Acné, Masque de grossesse, Soleil, Vergetures.**

PÉRIDURALE

Pratiquée de façon courante, elle consiste en une injection, entre la 3e et la 4e vertèbre lombaire, d'un produit anesthésique qui agit sur les nerfs partant de la moelle épinière. La technique en est bien expliquée lors des cours de préparation à l'accouchement et ne nécessite pas d'aide homéopathique.

OSTÉOPATHIE

L'ostéopathie est une méthode thérapeutique consistant à déceler à quel endroit la maladie a pu créer un blocage du mouvement, appelé « lésion ostéopathique », entre des organes normalement mobiles, et à rétablir les circulations vasculaires et lympathiques. Elle est souvent pratiquée par des kinésithérapeutes. Pendant la grossesse, elle permet de soulager des douleurs variées, en particulier les pubalgies, dorsalgies, sciatalgies et douleurs sacro-iliaques.

Quelquefois, des douleurs peuvent exister dans les 24 à 36 heures qui suivent l'accouchement. En cas de douleurs lombaires, prendre :
Arnica montana 15 CH, 1 dose le 1er jour,
Natrum sulfuricum 15 CH, 1 dose le 2e jour, et
Hypericum perforatum 15 CH, 1 dose le 3e jour.

En cas de maux de tête, prendre :
Arnica montana 15 CH, 1 dose le 1er jour, et
Natrum sulfuricum 15 CH, 1 dose les 2e et 3e jours.

PÉRIPHLÉBITE ⚠

Il s'agit de l'inflammation d'une veine superficielle et non d'une phlébite. Le diagnostic doit en être fait par votre médecin.

Seulement après, et en complément de son traitement, prendre les médicaments suivants.

S'il existe une zone rouge, indurée, douloureuse et chaude apparue brutalement, prendre :
Belladonna 5 CH, 5 granules toutes les 2 heures, puis espacer selon l'amélioration.

S'il y a inflammation plus rosée, œdémateuse, avec sensation de piqûre-brûlure améliorée par le froid, prendre :
Apis mellifica 15 CH, 5 granules toutes les 2 heures, puis espacer selon l'amélioration.

S'il existe une inflammation localisée et une dilatation veineuse, avec douleur donnant la sensation d'éclatement et nécessitant d'avoir les jambes surélevées, prendre :
Vipera redi 9 CH, 5 granules 3 fois par jour.

Dans tous les cas, associer :
Arnica montana 9 CH, 5 granules matin et soir.

N'hésitez pas à demander l'aide de votre médecin homéopathe.

PÉRINÉE

C'est l'ensemble des muscles au niveau de la vulve et de l'anus sur lesquels reposent les organes génito-urinaires.

On peut le « préparer » à l'accouchement en faisant des massages à son niveau chaque jour pendant le 9e mois avec :
Huile pour massages à l'Arnica® de Weleda.

Le périnée est distendu par le poids de l'utérus puis par l'accouchement, qu'il y ait ou non épisiotomie ou déchirure. Après l'accouchement, contracter les muscles de la région anale et génitale (comme si on retenait l'envie d'aller à la selle ou d'uriner), et pratiquer l'exercice du « stop-pipi » (1 seule fois par miction) enseigné par la sage-femme. Il faut attendre environ 6 semaines après l'accouchement pour se rendre compte de l'état du périnée. Si cela est nécessaire, l'accoucheur prescrira de la rééducation périnéale (voir **Incontinence urinaire d'effort**).

PERTES BLANCHES ⚠

Voir **Leucorrhées** et **Mycose.**

PEUR

De la grossesse, de l'accouchement, des risques éventuels : voir **Anxiété.**
Autres peurs : voir **Malaise.**

PHELLANDRIUM

Origine
Le fenouil d'eau.

Indication
• Douleurs mammaires à irradiation dorsale en cours d'allaitement.

PHLÉBITE ⚠

Voir le médecin accoucheur et suivre son traitement et ses directives. Demander éventuellement ensuite l'aide de votre médecin homéopathe.

PHOSPHORUS

Origine
Le phosphore blanc, grand médicament homéopathique.

Symptômes caractéristiques
• Hypersensibilité sensorielle.
• Sensation de brûlures des paumes des mains, entre les omoplates et le long de la colonne dorsale.
• Sensation de congestion et chaleur mais sensibilité au froid.
• Sensation de larynx à vif.
• Amélioration par la chaleur.

Indications
• Préparation aux interventions chirurgicales.
• Saignements.

PLATINA

Origine
La mousse de platine.

Symptômes caractéristiques
• Spasmes, crampes.
• Hypersensibilité de l'appareil génital féminin.
• Comportement orgueilleux avec mépris.
• Constipation spasmodique.

Indication
• Constipation en voyage.

PLUMBUM METALLICUM

Origine
Le plomb.

Symptômes caractéristiques
• Sensation de contracture de l'abdomen.
• Douleurs fulgurantes ou crampoïdes, améliorées par la pression forte, la friction, en se pliant en deux.

Indication
• Constipation douloureuse avec selles en « crottes de mouton ».

PODOPHYLLUM

Origine
La podophylle, plante originaire de l'est des États-Unis et du Canada.

Symptômes caractéristiques

- Diarrhée aqueuse avec envie urgente.
- Ballonnement important.
- Langue chargée.

Indications

- Diarrhées (en particulier après ingestion de fruits).
- Tourista.

POLLAKIURIE (mictions fréquentes)

Par **Congestion pelvienne :** voir ce mot.
Par **Cystite :** voir ce mot.

L'utérus, très augmenté de volume en fin de grossesse, appuie sur la vessie et provoque de ce fait des envies fréquentes d'uriner, c'est un phénomène mécanique tout à fait normal.

POMMADE

Voir **L'homéopathie en bref** page 13.

POSOLOGIE

Voir **L'homéopathie en bref** pages 14-15.

POST-PARTUM

Voir **Suites de couches.**

POUMON HISTAMINE

Origine

Le poumon d'un cobaye soumis à un choc anaphylactique.
Il contient de très nombreux médiateurs de l'allergie et de l'inflammation.

Indication

- Toutes formes de réactions allergiques, dont l'urticaire.

PRÉPARATION À L'ACCOUCHEMENT

Les maternités et les sages-femmes libérales dispensent des cours d'informations, que l'on peut compléter par l'haptonomie ou la sophrologie. La gymnastique et la pratique respiratoire sont recommandées.

En fin de grossesse, il y a de plus en plus de sensations de tiraillements au niveau du ventre et du dos. Il est recommandé de prendre pendant tout le 9e mois :
Ruta graveolens 5 CH, 5 granules 1 fois par jour, voire 2 fois si les tiraillements réapparaissent dans la journée.
Cela permet aussi la préparation ligamentaire et musculaire du petit bassin pour l'accouchement.

Il n'y a pas de préparation particulière du col de l'utérus en l'absence d'estimation de sa longueur, de sa consistance et de son degré d'ouverture.

PROLAPSUS

Voir **Descente d'organes.**

PROSTAGLANDINE F2a

Origine

Dilution dynamisée de Prostaglandine F2a (hormone) à action antispasmodique.

Indication

- Tranchées utérines.

PRISE DE POIDS

Elle est d'environ 10 kg pour la grossesse : 1 kg par mois les 6 premiers mois, puis 1,5 kg par mois les 3 derniers mois. Souvent, on ne constate aucune prise de poids au début, du fait des nausées, mais le rattrapage se fait ensuite.

Cette prise de poids n'est pas progressive de jour en jour mais le plus souvent s'effectue par paliers.

Il faut savoir :

• éliminer la présence d'œdème pouvant augmenter le poids (et voir le médecin accoucheur) ;

• consulter un nutritionniste si cette prise de poids est trop importante (ou au contraire insignifiante).

Attention aux « envies » de femme enceinte !

En cas de stress, avec l'impression que le fait de manger ne rassasie pas, prendre :

Ignatia amara 9 CH, 5 granules au moment de la préparation des repas.

L'acupuncture peut aider une boulimique anxieuse.

Voir **Alimentation.**

PRURIT ⚠

Voir **Démangeaisons.**

PUBALGIES (douleurs du pubis)

Elles surviennent soit en cours de grossesse (2e partie), soit après l'accouchement, par distension de la symphyse pubienne. Prendre:

Calcarea phosphorica 15 CH, 5 granules matin et soir jusqu'à amélioration.

PULSATILLA

Origine

L'anémone pulsatille.

Symptômes caractéristiques

• Extrême variabilité des sensations.

• Crainte de la chaleur, désir d'air frais mais sensation de froid et frissons avec pieds et mains froids.

• Congestion générale.

• Intolérance aux matières grasses.

• Recherche de compagnie et d'écoute.

Indications

• Troubles circulatoires avec les caractéristiques énoncées.

• Douleurs des seins.

• Aménorrhée.

PYROGENIUM

Origine

Biothérapique actuellement préparé à partir d'un autolysat de tissu musculaire de porc.

Symptômes caractéristiques

• États infectieux avec suppuration aiguë ou chronique, ou avec atteinte de l'état général.

Indication

• Infections.

PYROSIS

Voir **Brûlures gastro-œsophagiennes.**

• R • S • T • U • V • W • X • Y • Z •

RANA BUFO

Origine
Les sécrétions des glandes cutanées du crapaud.

Indication
• Lymphangite.

RAPHANUS NIGER

Origine
Le radis noir.

Indications
• Constipation douloureuse avec gaz.
• Arrêt du transit intestinal après anesthésie générale.

RATANHIA

Origine
Le ratanhia du Pérou.

Indication sous forme de pommade
• Fissures (seins, hémorroïdes).

RECHERCHE EN HOMÉOPATHIE

Voir **L'homéopathie en bref** page 13.

RÉÉDUCATION DU PÉRINÉE

Voir **Périnée, Incontinence urinaire d'effort.**

RAPPORTS SEXUELS

Pendant la grossesse
Ils sont possibles tout au long de la grossesse avec simplement quelques problèmes mécaniques dus au développement du volume utérin, ce qui suppose la recherche d'autres positions. Éviter la pénétration trop « profonde ».
En cas de saignements qui peuvent provenir simplement du col, très modifié par la grossesse, demander l'avis du médecin accoucheur.

Après l'accouchement
Attendre la cicatrisation du périnée, environ 4 semaines, s'il y a eu épisiotomie ou déchirure. On peut avoir alors moins de « sensations » agréables ; c'est lié à l'extension vaginale au moment de l'accouchement, et surtout au relâchement musculaire du périnée : ce sera amélioré par la rééducation périnéale.
Après une cicatrisation du périnée, prévoir un massage vulvaire journalier avec
Pommade au Calendula par digestion.

Les rapports sexuels douloureux sont le plus souvent liés à l'appréhension : voir les médicaments d'**anxiété** ou consulter.
L'asthénie sexuelle (envie diminuée) est souvent une question de disponibilité et de temps par rapport aux horaires du bébé.

Prévoir aussi :
Selenium Complexe n° 99, 2 comprimés 3 fois par jour.

Attention : la contraception doit être immédiate.

REFLUX GASTRO-ŒSOPHAGIEN

C'est un symptôme très fréquent de la grossesse dû à la diminution du tonus musculaire et à la modification de forme et à la compression de l'estomac provoquées par l'augmentation du volume de l'utérus.
Il s'agit de régurgitations avec parfois vomissements, accompagnés souvent de brûlures gastriques et œsophagiennes ascendantes. Elle est aggravée par la position couchée ou la flexion en avant.

Voir **Brûlures gastro-œsophagiennes.**

REFUS D'ALLAITEMENT (décision de ne pas allaiter)

L'allaitement est un phénomène physiologique, il n'y a donc pas de médicament homéopathique pour empêcher véritablement la lactation.
Dans tous les médicaments proposés par les uns et les autres, il y a moins de 50 % de bons résultats et il faudra passer rapidement à un traitement allopathique.

RÉGIME

Voir **Prise de poids.**

RÉTENTION D'URINE

Elle peut survenir après un accouchement ou une intervention. On pratique alors un sondage vésical.

Prendre :
Staphysagria 9 CH, 5 granules 3 fois par jour pendant 2 jours, pour éviter les sensations de brûlures provoquées par le sondage.

RHUS TOXICODENDRON

Origine

Le sumac vénéneux.

Symptômes caractéristiques

- Plaques rouges dont le prurit est amélioré par l'eau chaude.
- Éruption de petites vésicules à liquide clair.
- Raideur articulaire aggravée par l'immobilité, l'humidité, améliorée par la chaleur locale et les mouvements lents.

Indications

- Crise d'herpès répondant aux modalités.
- Douleurs articulaires répondant à la description.

RICINUS COMMUNIS

Origine

Le ricin.

Indications selon la dilution

- 5 CH : favorise la montée laiteuse
- 30 CH : diminue la lactation, aide au sevrage.

ROBINIA

Origine

Le robinier ou faux acacia.

Indications

- Brûlures gastro-œsophagiennes,
- Reflux gastro-œsophagien.

RUBÉOLE

Il ne suffit pas de se rappeler qu'on a « *fait une rubéole pendant son enfance* ». Dès le début d'une vie sexuelle, demandez à votre médecin une prescription de « sérologie de la rubéole » pour vérifier si vous en possédez vraiment les anticorps.
Si ce n'est pas le cas, il faut vous faire vacciner au plus tard au moment où vous envisagez une grossesse, en respectant un délai de 3 mois environ entre la vaccination et le début de la grossesse.

RUTA GRAVEOLENS

Origine

La rue fétide (plante).

Symptômes caractéristiques

- Sensation de meurtrissures, raideur.
- Entorse, luxation.
- Douleurs lombococcygiennes.
- Surmenage oculaire.

Indications

- Douleurs et étirements ligamentaires en cours de grossesse.
- « Préparation » à l'accouchement.

SACRO-ILIAQUE (douleurs de l'articulation)

Ces douleurs se situent au niveau de la jonction du sacrum et du bassin. Elles sont fréquentes en cours de grossesse.

Prendre :
Calcarea phosphorica 15 CH, 5 granules par jour, ou
Ammonium muriaticum 9 CH, 5 granules 3 fois par jour si les douleurs sont aggravées en position assise ou par le froid, améliorées en marchant ou en position couchée.

RETOUR DE COUCHES

C'est la réapparition des premières règles après l'accouchement. Il existe des petits saignements (métrorragies) après l'accouchement pendant 3 semaines environ ou davantage en cas d'allaitement, puis ces saignements minimes disparaissent.
Le retour de couches survient à une date très variable quand la femme n'allaite pas (en général 6 à 8 semaines, parfois 12 semaines). Quand elle allaite, il peut survenir parfois en cours d'allaitement (entre le 3e et le 5e mois) ou après la fin de l'allaitement.
Le plus souvent, ces premières règles sont plus abondantes que les règles habituelles.

En l'absence de règles 2 mois après l'accouchement non suivi d'allaitement ou 1 mois après la fin de l'allaitement, vérifier l'absence d'une nouvelle grossesse…
Si vous êtes sous pilules contraceptives compatibles avec l'allaitement, cela peut retarder le retour de couches, consultez votre gynécologue.

En l'absence de grossesse ou de prise de cette pilule, prendre :
Pulsatilla 9 CH, 1 dose le mercredi et le dimanche jusqu'à réapparition des règles, toujours en continuant une contraception rigoureuse (préservatifs).

En cas d'échec, d'autres médicaments peuvent être prescrits par votre médecin homéopathe.

SAIGNEMENTS

Au niveau des gencives

Prendre :
***Arnica montana* 9 CH,** 5 granules le premier jour, puis
***Phosphorus* 9 CH,** 5 granules le jour suivant, et recommencer jusqu'à amélioration.

Prendre aussi :
***Hamamelis* 6 DH,** 20 gouttes dans un verre d'eau après chaque brossage de dents jusqu'à amélioration.

On peut aussi faire des bains de bouche avec :
***Calendula* TM** (teinture mère), 20 gouttes dans un verre d'eau tiède.

Au niveau du nez

Prendre :
***Arnica montana* 9 CH,**
***Phosphorus* 9 CH,**
***Millefolium* 5 CH,** 5 granules de chaque en alternance, toutes les 15 minutes, en espaçant selon l'amélioration.

Sang dans les urines ⚠

Consultez votre médecin homéopathe.

Saignements utérins ⚠

Consulter votre médecin accoucheur en urgence.
Si l'examen est normal, les saignements minimes et indolores, prendre :
***Bovista* 9 CH,** 5 granules 2 fois par jour.

Pour un saignement au moindre effort ou à la moindre émotion chez une femme très timide, remplacer par :
***Ambra grisea* 9 CH,** 5 granules 2 fois par jour.
Pour un saignement accompagné de congestion pelvienne, prendre :
***Bellis perennis* 5 CH,** 5 granules 2 fois par jour.

Dans tous les cas, prendre aussi :
***Arnica montana* 15 CH,** 5 granules le matin, et
***Phosphorus* 9 CH,** 5 granules le soir, jusqu'à amélioration.

SALIVE

Voir **Hypersalivation.**

SCIATALGIE (sciatique)

La sciatique est fréquente chez la femme enceinte, du fait de la cambrure entraînée par le développement abdominal.
Porter des chaussures confortables, talons « trotteurs » au maximum, et faire des exercices de bascule du bassin.
Prendre au choix, selon les symptômes, jusqu'à amélioration :
***Ammonium muriaticum* 9 CH,** 5 granules 3 fois par jour, si les douleurs sont aggravées en position assise ou au froid, et améliorées en marchant ou en position couchée.

***Kalium carbonicum* 9 CH,** 5 granules 3 fois par jour si les douleurs sont déclenchées par le froid, aggravées par le repos, améliorées par le mouvement ou assise sur un plan dur.

***Nux vomica* 9 CH,** 5 granules 3 fois par jour, pour les lumbagos avec engourdissement des membres inférieurs, impossibilité de se retourner dans son lit sauf en s'asseyant d'abord.
Si la douleur sciatique descend le long de la jambe on peut ajouter :
***Hypericum perforatum* 15 CH,** 5 granules 3 fois par jour.

SÉCURITÉ SOCIALE

Voir **L'homéopathie en bref** page 15.

SEINS DOULOUREUX en début de grossesse

Il convient de porter un soutien-gorge bien adapté, soutenant bien les seins, et de proscrire les armatures.

Si les seins sont lourds et durs comme de la pierre, les douleurs aggravées par le moindre mouvement et améliorées par la pression large (faisant office de soutien), prendre :
Bryonia alba 9 CH, 5 granules matin et soir jusqu'à amélioration.

Si l'on sent les différents lobules glandulaires très gonflés, en masses distinctes, prendre :
Conium maculatum 5 CH, 5 granules matin et soir jusqu'à amélioration.

Si les seins sont gonflés avec écoulement blanc, prendre :
Lac caninum 9 CH, 5 granules 1 fois par jour pendant 3 jours au plus.

Si les troubles persistent, consulter le médecin accoucheur.
Votre médecin homéopathe consulté en parallèle pendant votre grossesse peut vous prescrire d'autres médicaments en rapport avec votre terrain, tels que ***Pulsatilla*** ou ***Calcarea carbonica.***

SEPIA COMPOSÉ

Origine

Complexe de différentes souches homéopathiques à action antalgique au niveau de la région pelvienne.

Indication

- Congestion pelvienne.

SEPIA OFFICINALIS

Origine

L'encre de seiche.

Symptômes caractéristiques

- Fatigue.
- Tristesse, syndrome dépressif.
- Relâchement des tissus de soutien avec stase veineuse, varices, ptoses viscérales et génitales.
- Constipation.
- Sécheresse labiale.
- Leucorrhées irritantes.
- Dermatoses.

Indications

- Fatigue, *baby-blues*, dépression.
- Acné.
- Nausées, constipation.
- Troubles circulatoires.

SERUM ANTICOLIBACILLAIRE

Origine

Sérum anticolibacillaire purifié d'origine caprine.

Indication

- Infection urinaire.

SEVRAGE

Il s'agit de l'aide éventuelle permettant de mettre fin à l'allaitement. Il se fait progressivement en diminuant les apports liquidiens et le nombre de tétées.

Pour le faciliter, prendre :
Ricinus communis 30 CH, 5 granules matin et soir jusqu'à la fin de l'écoulement.

En cas de persistance d'écoulement spontané, c'est-à-dire sans presser sur le sein, prendre :
Lac caninum 15 CH, 5 granules par jour pendant 5 jours.

Si la maman souffre de cette « séparation » qu'est le sevrage, indécise quant à la conduite à tenir, recherchant les conseils et le réconfort, qu'elle ajoute :
Pulsatilla 15 CH, 1 dose 3 matins de suite.

SILICEA

Origine

La silice.

Symptômes caractéristiques

• Altération de l'état général.
• Suppuration chronique.
• Trouble de la croissance et de la minéralisation osseuse.
• Fatigue.

Indication

• Fatigue en cours d'allaitement avec douleurs du dos.

SIMILITUDE

Voir **L'homéopathie en bref** page 10.

SOINS POST-OPÉRATOIRES

Prendre :
Arnica montana 9 CH, 5 granules matin et soir les 8 jours suivant l'intervention, pour éviter les hématomes et soulager les courbatures, ainsi que
Staphysagria 9 CH, 5 granules 2 fois par jour pendant 15 jours, pour favoriser la cicatrisation.

Pour éviter le risque de cicatrice chéloïde : voir **Cicatrisation.**

S'il y a déficit en **Fer :** voir ce mot.

Pour lutter contre la fatigue post-opératoire, prendre :
China rubra 9 CH, 5 granules 2 fois par jour pendant 15 jours.

En cas de fatigue avec perte de mémoire, tristesse, instabilité et parfois vertiges prendre :
Kalium phosphoricum 9 CH, 5 granules matin et soir jusqu'à amélioration.

S'il demeure une gêne et une irritation de la gorge après intubation prendre :
Causticum 5 CH, 5 granules matin et soir jusqu'à amélioration.

En cas de problèmes de **Constipation** (voir ce mot), prendre :
Opium et/ou
Raphanus niger.

SOINS PRÉ-OPÉRATOIRES

Toute intervention peut être génératrice d'anxiété. Dans ce cas, voir le mot **Anxiété,** choisir le médicament le plus approprié aux symptômes et prendre 5

granules chaque soir pendant les 8 jours précédant l'intervention.
Si ce choix est difficile, prendre pendant 8 jours :
Ignatia amara 15 CH, 5 granules le matin, et
Gelsemium sempervirens 15 CH, 5 granules le soir.
Si l'intervention est décidée rapidement, ne prendre qu'une fois le médicament choisi.

Si l'intervention est programmée à l'avance, prendre aussi :
Arnica montana 9 CH, 5 granules par jour pendant les 3 jours précédant l'intervention.

La veille au matin et le matin de l'intervention, prendre :
Phosphorus 9 CH, 1 dose. Pour une intervention immédiate, n'en prendre qu'une seule dose. Toutefois, vous pouvez ne pas avoir ce médicament dans l'urgence. Ne prenez alors que votre médicament d'anxiété.

SOLEIL

Pas de bains de soleil prolongés. En été, il faut éviter l'exposition au soleil, même courte, de 10 à 16 heures, aussi bien pour la peau que pour le système circulatoire. Il existe un risque accru d'hypotension ou de coups de chaleur (dans ce cas, consulter en urgence).

SOMNOLENCE, HYPERSOMNIE

En cas d'hypersomnie irrépressible accompagnée souvent d'aérophagie avec ou sans nausées prendre jusqu'à amélioration :
Nux moschata 15 CH, 5 granules au réveil.

En cas de fatigue au réveil, avec réveil la nuit vers 3 heures du matin en pensant à son travail, rendormissement juste avant la sonnerie du réveil, besoin de siestes courtes après les repas, chez une femme assumant beaucoup de responsabilités et volontiers autoritaire, prendre jusqu'à amélioration :
Nux vomica 9 CH, 5 granules le matin et avant le repas de midi.

S'il y a un déséquilibre du sommeil par perturbation des horaires après la naissance, réveils nocturnes, difficultés de rendormissement et lourde fatigue au réveil (souvent les 2 parents !), prendre jusqu'à amélioration :
Cocculus indicus 15 CH, 5 granules matin et soir.

SONDAGE URINAIRE

Voir **Rétention d'urines.**

SOUCHES HOMÉOPATHIQUES

Voir **L'homéopathie en bref** pages 11 et 14.

SPASMOPHILIE ⚠

Certaines personnes ont un seuil d'excitabilité neuromusculaire plus bas que la moyenne. À des stimulations diverses (fatigue, contrariété, appréhension), même fai-

SOMMEIL

La femme enceinte a besoin de sommeil. Éviter les veilles génératrices de fatigue et de nausées, laisser les amis veiller entre eux et aller se coucher !

Sur le plan du travail, voir s'il y a des possibilités d'horaires aménagés pour commencer éventuellement plus tard le matin.

Voir aussi : **Cauchemars**, **Insomnie**, **Somnolence.**

bles, elles peuvent répondre par des spasmes ou des contractures. Il s'agit souvent de personnes anxieuses.

Consultez votre médecin homéopathe.

STAPHYSAGRIA

Origine

La staphysaigre ou « herbe aux poux ».

Symptômes caractéristiques

• Brûlures de la vessie et de l'urètre améliorées en urinant.
• Hypersensibilité des organes génitaux.
• Démangeaisons cutanées changeant de place en se grattant.

Indications

• Anxiété refoulée.
• Cystites à urines claires.
• Prurit.
• Cicatrisation des plaies par instruments tranchants (chirurgie).

STÉRILITÉ

Chaque fois qu'il s'agit d'une stérilité relative et non définitive, l'homéopathie peut apporter une aide efficace.

Après un bilan complet éliminant la stérilité définitive, en complément éventuel d'un traitement allopathique, on peut traiter l'**anxiété** (voir ce mot) et le terrain individuel.

En cas de troubles hormonaux, peuvent être prescrites des hormones diluées et dynamisées.

STRAMONIUM

Origine

La stramoine.

Symptômes caractéristiques

• Délires, hallucinations.
• Terreur nocturne.
• Fièvre élevée.
• Rougeur et sécheresse des muqueuses.
• Toux violente.

Indication

• Insomnie par cauchemars avec terreur.

STRESS

Le stress est une réaction de l'organisme en réponse à des facteurs émotionnels et physiques dépassant les moyens de défense habituels de chacun.

Voir **Anxiété.**

SUITES DE COUCHES

De façon systématique, prendre après l'accouchement, pendant dix jours ou plus en fonction des résultats :

China rubra 9 CH, 5 granules 2 fois par jour,
Arnica montana 9 CH, 5 granules 2 fois par jour, et
Sepia officinalis 30 CH, 1 dose 48 heures après l'accouchement.

Voir **Allaitement, Baby-blues, Dépression, Fatigue (après accouchement), Incontinence urinaire d'effort.**

SULFUR IODATUM

Origine
L'iodure de soufre.

Symptômes caractéristiques
• Fatigue vers 11 heures du matin.
• Excrétions irritantes.
• Inflammation des ganglions.
• Inflammation des tissus intra-articulaires.
• Inflammation de la peau avec petits kystes.

Indication
• Acné papuleuse.

SURMENAGE

Voir **Fatigue.**

SYNCOPE ⚠

Voir **Malaise.**

TABACUM

Origine
Le tabac.

Symptômes caractéristiques
• Nausées avec sueurs froides, malaises, aggravés par les mouvements, améliorés par l'air frais.

Indications
• Mal des transports.
• Nausées de la grossesse.

TABACUM COMPOSÉ

Origine
Complexe de différentes souches homéopathiques à action antinaupathique.

Indications
• Mal des transports.
• États nauséeux.

TARAXACUM

Origine
Le pissenlit.

Symptômes caractéristiques
• Troubles hépatobiliaires fonctionnels

SPORT

Sports recommandés à la femme enceinte : natation, marche avec de bons souliers, au moins 1/2 heure par jour, gymnastique spécifique dans le cadre de la grossesse.

Éviter les sports violents ou qui font sauter : moto, jeux de ballon, tennis, jogging, ski…

Si vous pratiquez couramment un sport violent, il faut en diminuer la durée et l'intensité : ce n'est pas le moment d'établir des records.

avec langue en carte de géographie, blanche avec des zones rouges dépapillées, irrégulières, souvent sensibles.

Indication

• Prurit de la grossesse par trouble hépatovésiculaire.

TEINTURE MÈRE (TM)

Voir **L'homéopathie en bref** page 12.

TENSION ARTÉRIELLE

Voir **Hypertension, Hypotention.**

TERME DÉPASSÉ ⚠

Au-delà de la date prévue de l'accouchement, vous êtes surveillée tous les 2 jours pendant 8 à 10 jours, puis le déclenchement de l'accouchement est décidé après bilan.

Prendre :
***Actæa racemosa* 30 CH,** 1 dose tous les 2 jours jusqu'à l'accouchement.

L'acupuncture peut être bénéfique pendant ce délai de surveillance et permettre l'accouchement spontané.

TÊTE (maux de)

Voir **Maux de tête.**

TÉTÉE

Voir **Allaitement.**

THUYA OCCIDENTALIS

Origine

Le thuya d'Occident ou arbre de vie.

Symptômes caractéristiques

• Névralgies.
• Borborygmes (gargouillis).
• Idées fixes, tendance dépressive.
• Troubles aggravés par l'humidité, les vaccinations, améliorés par la chaleur sèche.

Indication

• Très grand médicament homéopathique, dont nous ne retenons ici que l'indication de prévention des cicatrices chéloïdes.

THYROÏDE ⚠

Cette glande peut fonctionner en excès ou en insuffisance. Si le trouble est connu avant la conception, faire pratiquer un contrôle minutieux par un endocrinologue en vue de la grossesse pour un équilibrage hormonal, puis se faire suivre ensuite régulièrement.
L'homéopathie peut apporter une aide supplémentaire.

TIRAILLEMENTS ABDOMINAUX

En début de grossesse, il s'agit de l'augmentation de volume de l'utérus, qui « *tire sur ses amarres* » (à savoir les ligaments latéraux contenant ovaires, trompes, vaisseaux). Par la suite, il s'agit aussi de réactions des organes voisins et de tout le bassin ostéo-musculo-tendineux.

Prendre alors :
Ruta graveolens 5 CH, 5 granules 2 fois par jour jusqu'à la fin des sensations.

Par ailleurs, ce médicament est à prendre systématiquement chaque matin pendant le 9e mois de grossesse.

TOURISTA

Voir **Diarrhées.**

TOXÉMIE GRAVIDIQUE ⚠

C'est une association des symptômes suivants : œdèmes, hypertension, albumine dans les urines, avec troubles du fonctionnement hépatique, rénal et de la coagulation.
Elle doit être suivie obligatoirement par le médecin accoucheur, à alerter d'urgence dès l'apparition d'œdèmes, d'albuminerie et d'une augmentation de la tension artérielle. Les signes d'appel d'urgence de l'aggravation peuvent être des douleurs périgastriques, des vomissements, des céphalées, une sensation d'obnubilation, une diminution des mouvements fœtaux.

TRAC

Voir **Anxiété.**

TRANCHÉES UTÉRINES

Ce sont des contractions utérines plus ou moins fortes survenant dans les 2 premiers jours suivant l'accouchement, à partir du 2e accouchement, même en l'absence d'allaitement. Elles sont plus fortes quand la mère allaite. Par la suite, il peut exister de petites contractions utérines suivies de petits saignements en cours de tétées, mais il ne s'agit plus de tranchées utérines.

Pour ces tranchées, prendre les médicaments suivants.
Si elles sont calmées par la chaleur, la pression sur le ventre et la position « en chien de fusil » :
Magnesia phosphorica 9 CH, 5 granules à chaque contraction.

En l'absence des caractéristiques ci-dessus, prendre :
Cuprum metallicum 5 CH, 5 granules à chaque contraction et/ou avant chaque tétée.

TABAC

Le tabac a un effet nocif sur la grossesse : risque d'accident au niveau du placenta, d'avortement tardif, de rupture prématurée des membranes, de poids de naissance inférieur à la normale.
Il est à supprimer dès le retard de règles, à la rigueur dès l'annonce de la grossesse, au mieux au moment de la décision d'une grossesse. On peut se faire aider par homéopathie, acupuncture ou psychothérapie.
Penser aux effets néfastes du tabagisme passif sur le bébé et ne pas re-fumer après l'accouchement, même « dans une autre pièce » où les particules toxiques du tabac restent en suspension malgré une aération.

Le médecin accoucheur prescrivant souvent des anti-inflammatoires dans cette indication, on peut les remplacer par : ***Prostaglandine F2a 15 CH,*** 5 granules à chaque contraction et/ou avant chaque tétée.

TRANSPORTS (mal des transports)

La veille du voyage, prendre :
Gelsemium sempervirens 5 CH, 5 granules matin et soir si vous avez peur d'être malade, ou
Ignatia amara 15 CH, en cas d'excitation, puis ***Cocculine ®,*** 2 comprimés la veille au soir et au départ, puis toutes les 2 heures pendant le voyage.

On peut faire alterner **Cocculine ®** avec :
Cocculus indicus 9 CH, 5 granules, si les vertiges dominent avec besoin de confinement, ou
Tabacum 9 CH, 5 granules, en cas de pâleur, malaises et besoin d'air frais, ou
Borax 15 CH, 5 granules, en cas de sensibilité aux trous d'air et/ou au tangage.

TRAVAIL OBSTÉTRICAL (d'accouchement)

Voir **Dilatation du col.**

TROUBLES CIRCULATOIRES

Voir **Varices.**

TUBE DE GRANULES

Voir **L'homéopathie en bref** pages 13-14.

URINE

Voir **Cystites, Incontinence urinaire d'effort, Pollakiurie** (urines fréquentes), **Rétention d'urines.**

URTICAIRE ⚠

Voir votre médecin homéopathe, en particulier pour éviter les récidives. En attendant, prendre dès les premiers symptômes et pendant 3 jours :
Poumon histamine 15 CH, 5 granules 3 fois par jour.

En cas de plaques rosées, enflées, avec sensation de piqûres-brûlures améliorées par des applications froides, prendre :
Apis mellifica 9 CH, 5 granules à répéter toutes les 20 minutes au départ, puis espacer avec amélioration.

Si la sensation de brûlure violente est aggravée par la chaleur, l'eau et le toucher, survenant particulièrement après ingestion de coquillages (à éviter pendant la grossesse…) et de poissons ou encore après un bain, prendre :
Urtica urens 5 CH, 5 granules 3 fois par jour.

En cas d'urticaire au soleil (aggravée par l'effort au soleil, à éviter pendant la grossesse), prendre :
Natrum muriaticum 9 CH, 5 granules 2 fois par jour.

URTICA URENS

Origine

L'ortie brûlante.

Symptômes caractéristiques

• Urticaire avec œdème et sensation de brûlure, de prurit intolérable aggravé par l'eau et les applications froides (contrairement à ***Apis mellifica*** qui est amélioré par les applications froides).

Indication

• Urticaire, prurit aggravé au contact de l'eau.

VACCIN DE LA RUBÉOLE

Il est bien supporté et ne nécessite pas d'aide homéopathique.
À faire dès la décision de rapports sexuels ou au plus tard en commençant à envisager une grossesse. Prévoir 3 mois de contraception entre la vaccination et le démarrage supposé de la grossesse.

VARICES et LOURDEURS DES JAMBES

Ces troubles circulatoires surviennent plus ou moins tôt dans la grossesse, suivant les femmes et leurs antécédents obstétricaux ou circulatoires.
Penser à utiliser des chaussures confortables peu surélevées, éviter les chaussettes serrées, le piétinement. Surélever les jambes pour dormir : petits plots de 12 cm environ sous les pieds du lit, préférables aux coussins dans le lit, qui bougent pendant la nuit. Faire des exercices de relaxation avec les jambes relevées contre un mur ou surélevées sur un tabouret en étant couchée par terre. Penser aussi à la natation et à la marche, de préférence au grand air.
Il existe des crèmes à visée circulatoire qui soulagent momentanément.
Envisager une contention élastique si elle devient nécessaire (bas à varices).

Sur le plan de l'aide homéopathique, prendre :
Climaxol ®, 25 gouttes dans un peu d'eau 2 fois par jour, ou
Hamamelis composé, 10 gouttes dans un peu d'eau 3 fois par jour.

En fin de grossesse, si les jambes sont douloureuses, les chevilles et les cous-de-pieds enflés (on vérifie l'absence d'albumine dans les urines et d'augmentation de tension artérielle), prendre :
Arnica montana 9 CH et
Vipera redi 9 CH, 5 granules de chaque, matin et soir.

Syndromes des « jambes sans repos » : une fois étendue, la femme ne peut trouver une position de soulagement et bouge sans cesse les jambes, prendre :
Hamamelis composé, 10 gouttes dans un peu d'eau 3 fois par jour, ou
Climaxol ®, 25 gouttes dans un peu d'eau 2 fois par jour, et
Zincum metallicum 5 CH, 5 granules de chaque matin et soir.

S'il s'agit de lourdeurs des jambes avec gonflements aggravés par la chaleur chez une femme présentant au niveau des membres inférieurs une peau marbrée, des varicosités et habituellement des pieds (et des mains) froids, prendre :
Pulsatilla 9 CH, 5 granules par jour, à compléter éventuellement, si les douleurs persistent, par
Hamamelis composé, 10 gouttes dans un peu d'eau 3 fois par jour, ou
Climaxol ®, 25 gouttes dans un peu d'eau 2 fois par jour.

S'il s'agit d'une femme présentant des veines très dilatées, des douleurs des jambes améliorées par une marche rapide, avec, en plus, des troubles digestifs, voire des hémorroïdes pesantes, et de la fatigue, prendre :
***Sepia officinalis* 9 CH,** 5 granules par jour, à compléter éventuellement, si les douleurs persistent, par :
***Hamamelis composé*,** 10 gouttes dans un peu d'eau 3 fois par jour, ou
***Climaxol* ®,** 25 gouttes dans un peu d'eau 2 fois par jour.

S'il s'agit d'une femme se plaignant de lourdeurs et brûlures des jambes, avec « bleus » spontanés, ne supportant ni la chaleur (risque de céphalées battantes améliorées par un saignement de nez) ni d'être serrée dans ses vêtements, prendre :
***Lachesis muta* 9 CH,** 5 granules par jour, à compléter éventuellement, si les douleurs persistent, par
***Hamamelis composé*,** 10 gouttes dans un peu d'eau 3 fois par jour, ou
***Climaxol* ®,** 25 gouttes dans un peu d'eau 2 fois par jour.

VARICES VULVAIRES

Elles peuvent être très développées et gênantes, et obliger parfois à une contention élastique des membres inférieurs pour favoriser le retour veineux.

Prendre :
***Zincum metallicum* 5 CH,** 5 granules matin et soir, et compléter en fonction des troubles par :
***Hamamelis composé*,** 10 gouttes dans un peu d'eau 3 fois par jour, ou
***Climaxol* ®,** 25 gouttes dans un peu d'eau 2 fois par jour.

VENTRE DOULOUREUX

Voir **Douleurs pelvo-abdominales.**

VERATRUM ALBUM

Origine

L'ellébore blanc.

Symptômes caractéristiques

- Sensation de froid glacé avec malaises.
- Douleurs violentes comme des crampes.
- Sueurs froides, diarrhées abondantes avec risque de déshydratation.

Indication

- Diarrhée abondante avec malaise.

VERGETURES

Ce sont des lignes rouge sombre qui deviendront ensuite blanches et nacrées. Elle sont indélébiles, car elles résultent d'une cassure du tissu élastique de l'épiderme. Elle apparaissent là où la peau est distendue, c'est-à-dire sur les seins et le ventre.
Il existe des crèmes spécialisées à appliquer dès le début de la grossesse sur les seins (sauf l'aréole), l'abdomen, le haut des fesses et des cuisses. Voir avec le pharmacien.
Éviter les vêtements serrés (jeans de son adolescence que l'on s'obstine à serrer sur soi…). Éviter le surpoids.

Si des vergetures ont quand même tendance à apparaître, ou s'il y en a eu lors d'une précédente grossesse, prendre 20

jours par mois pendant la grossesse en plus des crèmes protectrices :
***Calcarea fluorica* 9 CH,** 5 granules 2 fois par jour.

En cas de vergetures constituées, continuer après l'accouchement des massages avec les mêmes crèmes et prendre en plus de ***Calcarea fluorica* 9 CH :**
***Graphites* 9 CH,** 5 granules 2 fois par jour, 20 jours par mois pendant 3 mois pour les atténuer, sans toutefois pouvoir les faire disparaître.

VERTIGES

Avec la grossesse, il y a augmentation de la masse sanguine, dilatation des veines, relâchement du tonus des vaisseaux sanguins, entraînant de l'hypotension artérielle.
Éviter les changements de position brutaux et rapides, ne pas se lever d'un bond le matin mais rouler sur le côté avant de s'asseoir.
Ne pas rester trop longtemps debout immobile mais s'asseoir.
Prendre jusqu'à disparition des symptômes, le matin au réveil :
***Sepia officinalis* 9 CH,** 5 granules.

Contre les vertiges occasionnés par les changements brusques de position, essayer jusqu'à disparition des symptômes :
***Bryonia alba* 9 CH,** 5 granules 3 fois par jour.

Si les vertiges surviennent en restant debout dans une pièce chaude, avec sentiment de suffocation et d'inquiétude, prendre à la demande :
***Lilium tigrinum* 15 CH,** 5 granules au moment des troubles.

Si les vertiges surviennent en étant au milieu d'une foule, prendre :
***Aconitum napellus* 30 CH,** 5 granules au moment des troubles.

VOYAGES

Toujours privilégier le moyen de transport le moins fatigant : train plutôt que voiture, avion plutôt que train, en fonction des distances.
Éviter les exodes saisonniers (ski, été), surtout les week-ends classés surchargés. Si vous partez en voiture en hiver vers des stations de ski, prévoyez dans la voiture des duvets, boissons chaudes et nourriture.
Prévoir un temps de récupération entre l'aller et le retour.
Si vous partez en voiture, il ne s'agit pas d'une course ni d'un rallye, prévoyez un « arrêt-pipi » toutes les 2 heures, en buvant chaque fois (risque accru de cystite infectieuse) et détendez-vous.
Savoir reconsidérer ses projets de vacances : on n'arrête pas sa contraception, avec risque évident de grossesse, avant un camping sauvage en Turquie, une traversée du désert ou un trekking au Tibet, ni avant une croisière ou un voyage organisé nécessitant vaccins et/ou antipaludéens. Espérons qu'un minimum de bon sens vous fera abandonner cette idée et partir en Haute-Loire…

Voir **Transports (mal des…).**

Problèmes d'altitude : vertiges, nausées, insomnie, prendre :
***Coca* 9 CH,** 5 granules 3 fois par jour.

VIPERA REDI

Origine

Le venin de vipère aspic.

Symptôme caractéristique

• Tension douloureuse des veines améliorée en surélevant les jambes, aggravée en les laissant pendre.

Indication

• Troubles circulatoires avec œdème inflammatoire.

VITAMINES

Voir **Fortifiants.**

VOMISSEMENTS

Voir **Nausées, Vomissements.**

VULVE

Voir **Déchirure du périnée, Épisiotomie, Mycose, Œdème.**

YEUX ROUGES APRÈS L'ACCOUCHEMENT (hémorragie sous-conjonctivale)

Ce phénomène survient chez une femme ayant trop et/ou mal poussé lors de l'accouchement. Prendre :

Hamamelis 5 CH, et

Arnica montana 9 CH, 5 granules de chaque à alterner toutes les 2 heures, jusqu'à la disparition de la rougeur des yeux.

ZINCUM METALLICUM

Origine

Le zinc.

Symptômes caractéristiques

• Sensation de faiblesse nerveuse et intellectuelle.

• Maux de tête après avoir bu du vin.

• Crampes, impatience des jambes, que l'on bouge sans cesse.

Indications

• Syndrome des jambes sans repos.

• Crampes.

• Varices vulvaires.

INDEX MÉDICAL pathologies et généralités

INDEX DES MÉDICAMENTS

BIBLIOGRAPHIE

Dans la même collection

Homéopathie

- ***Homéopathie de A à Z,*** Dr Jean-Louis Masson
- ***Homéopathie, l'enfant,*** Dr Jacques Boulet
- ***Homéopathie, le chien,*** Dr Marie-Noëlle Issautier et Dr Jacqueline Peker

Grossesse

- ***Le Guide pratique de la femme enceinte,*** Marie-Claude Delahaye
- ***Être enceinte et travailler,*** Christilla Pellé-Douël et Dr Pierre-Eugène Lhuillier
- ***Retrouver sa silhouette après une grossesse,*** Sally Lewis
- ***Yoga pour femme enceinte,*** Rosalind Widdowson
- ***Alimentation-santé : la femme enceinte,*** Sophie Baimbridge et Jenny Copeland

NOTES

Crédits photos : p. 6 et p. 13 © Yann Geoffray, p. 11 © Boiron, p. 12 © Pierre-Gilles Lombard

Achevé d'imprimer en Italie par Rotolito Lombarda
dépôt légal : 38307 - septembre 2003
ISBN : 2501039831
40.3833.7/01